過勞時代

過勞時代
働きすぎの時代

森岡孝二 著

米彥軍 譯

中和出版
OPEN PAGE
中

　　本書日文版於 2005 年出版，承蒙讀者喜愛，至今已再版 12 次。今年 4 月，韓文版《過勞社會》也已出版。

　　我在本書中指出，20 世紀 80 年代至 21 世紀初，全世界範圍內的勞動時間縮短趨勢已然停止，「過勞」再次成為社會問題，引發關注。而這一轉變的背後，是全球化發展、信息通信革命、消費社會的成熟、雇傭與勞動限制的放寬、新自由主義意識形態席捲世界等資本主義的劃時代轉變。

　　如今這些轉變仍在繼續。就全球化而言，世界新興國家在這一時間內實現了經濟的飛速發展。其中，中國尤為搶眼。從 IMF（國際貨幣基金組織）統計的 1988 年至 2018 年世界各國名義國民生產總值曲線來看，美國與日本的名義國民生產總值增速分別止於 3.9 倍和 1.7 倍，而中國則高達 34.2 倍。1988 年，

中國名義國民生產總值尚處世界第八位。然而到了 2018 年，中國已超越日本躍居第二位，並預計在 2030 年之前超越美國，成為世界第一經濟大國。

在這一經濟活動全球化的背景下，日本企業不得不與經濟高速增長的新興國家展開較量。為削減勞動成本，日本企業被迫採取非正式雇傭制度，即增加兼職員工、派遣制員工等低薪金、按時計酬的員工。但另一方面，許多正式員工也因工作時間延長、裁員、降低工資等問題承受着越來越大的壓力。從目前狀況來看，勞動基準已突破底線。而這樣的全球化過勞競爭勢頭仍將在未來繼續發展。

從信息通信革命來說，1997 年，日本的網絡利用率（6 歲以上人群的個人普及率）為 9.2%。但是到了 2013 年，該比例突破 80% 後，日本的網絡利用率便止步於此，直至今日。近幾年登上歷史舞台的智能手機在 2010 年時使用率僅為 9.7%，但是到了 2017 年，日本全體國民的智能手機使用率已超過 70%，在 20 歲及 30 歲年齡段甚至達到 90% 以上（以上數據均來自日本總務省《信息通信白皮書》，2018 年）。

我在本書中談到，隨着信息通信技術的戲劇性發展以及工作速率的大大提高，基本單位時間內的競爭變得愈發激烈。與此同時，各類通信手段也使工作時間與個人時間之間的界限逐

漸模糊，不管人在哪兒，工作總是如影隨形。在本書出版後，這種信息化帶來的新型過勞問題仍將不斷加劇，人們所承受的工作壓力和精神負擔也將越來越大。

本書成稿時，日本社會正開始以「格差社會」一詞來形容低薪勞動者不斷增加、經濟上的不平等不斷擴大的問題。緊接着，「working up」一詞又成為反映日本社會問題的流行語。另外，2004 年戴維 · K · 希普勒於美國出版的《窮忙》（*THE WORKING POOR*）一書也於 2007 年在日本出版（森岡孝二、川人博、肥田美佐子譯，岩波書店）。

也是在這個時期，年輕一代開始廣泛使用「黑心企業」一詞來指代「不想就職的公司」。許多黑心企業要求員工沒日沒夜地加班，然而加班費要麼少得可憐，要麼乾脆沒有。另外，在黑心企業成為社會問題的同時，長時間勞動以及工作壓力導致的過勞自殺（雖與狹義上的過勞死——心腦疾病突發致死有所區別，但在抑鬱症等精神障礙導致自殺這一點上，這種過勞自殺無疑是一種廣義上的過勞死）也成為年輕一代的多發病症。

以兼職員工為代表的大多數非正式員工都是短時工。因此，當非正式員工佔所有員工的比例升高時，所有員工的平均勞動時間便隨之下降。從總務省發佈的《勞動力調查》來看，從半世紀以來平均勞動時間最長的 1988 年一直到 2015 年，每

週工作不滿 35 小時的短時工比例由 12% 攀升至了 30%（男性由 5% 至 12%，女性由 24% 至 47%）。同一時期，所有勞動者的年均勞動時間也隨之由 2480 個小時降到了 2044 個小時，降幅高達 300 小時以上。

但是，只看所有勞動者的平均數值根本不足以討論日本人的過勞問題。近年來，女性長時間勞動導致過勞死的問題也開始受到人們的關注，但從整體來看，男性正式員工的過勞問題更為嚴重。2016 年，每五年實施並發佈的《社會生活基本調查》結果顯示，男性正式員工的每週勞動時間為 53 小時，換算成每年則超過 2700 小時。這一數據與日本 20 世紀 50 年代的勞動時間基本無異，這就意味着第二次世界大戰以後，日本男性正式員工的長時間勞動問題從未得到解決。

即便在全世界範圍內，日本也是長時間勞動問題最為突出的國家，這是眾所周知的。綜合經濟合作與發展組織（OECD）關於正式員工的勞動時間調查數據以及日本《社會生活基本調查》數據來看，日本男性正式員工比英美兩國男性每週要多工作大約 10 小時（每年 500 小時），比德法兩國男性多大約 12 小時（每年 600 小時）。

即便羅列以上數據，也不能說明日本過勞死職場中的超長時間勞動問題。本書日文版出版時，曾在富士通子公司擔任 SE

（系統工程師）、於 2006 年 1 月過勞死的西垣和哉（27 歲）正處於其業務最為密集的時期，他曾一個月內加班 129 小時，連續工作高達 37 小時。另外，著名大型廣告公司電通也發生過類似事件。

畢業於東京大學的新員工高橋茉莉（24 歲）僅入職 8 個月，便於 2015 年 12 月過勞自殺。2016 年 10 月，該事件一經對外公佈便引起了前所未有的高度關注。經勞動基準監督署確認，高橋在出現症狀前的一個月內曾加班長達 105 小時。在這期間，她還遭受着來自上司無休止的騷擾。

在現代日本，員工拚上性命的長時間勞動之所以能被容忍，是因為《勞動基準法》不過是漏洞百出、有名無實的法律。該法雖規定用人單位不得命令員工每天工作超過 8 小時、每週超過 40 小時，但事實上，用人單位只要與由超過半數員工組成的工會或者可代表工會的過半數員工代表簽訂名為「三六協議」的勞動合同（基於《勞動基準法》第 36 條的關於非正常上班時間及節假日工作的勞動合同），並向勞動基準監督署提交申請，便可無限制地驅使員工工作。在中小企業中，未簽訂「三六協議」但依然命令員工長時間加班的企業也不在少數。

日本的過勞問題有以下幾點特徵。一、「三六協議」使得勞動時間上的限制被解除。二、存在「男加班，女兼職」的性別

分工。三、長時間加班常態化，無償加班氾濫。四、工會缺少對加班的限制力。可以說，第二點及後面的幾點特徵皆是由第一點特徵衍生出來的。

到了 1998 年，舊勞動省（現厚生勞動省）大臣對外宣佈，政府將在基於「三六協議」的非正常勞動時間上設置每天 15 小時、每月 45 小時、每年 360 小時的上限。但是，該限制並不包括節假日勞動，同時還缺乏法律強制力，僅是目標性的指導標準而已。

此外，該限制還存在一定的漏洞。只要事先說明需要解決臨時性特殊問題，如預算、結算或其他業務繁忙、交付期臨近、需要應對大規模投訴以及機器問題，等等，並同時簽訂附有特殊條款的合同，用人單位便可以超過上述限制自由地延長勞動時間。與此同時，建築、駕駛、研究開發等業務甚至不適用於限制延長勞動時間的指導標準。而在後文提到的「勞動方式改革」中，此種狀況的大框架也未發生變化。

工會如果有實力的話，便可以制止「三六協議」帶來的勞動時間的延長。但實際上，由於工會成員要以加班費來補貼薪資低下帶來的缺口，大多數工會對限制和縮短勞動時間並不積極，也接受允許了可導致過勞死的超長時間額外勞動的「三六協議」。

安倍政府以「勞動方式改革」為名，在勞動時間制度方面提出以下幾點改革措施。第一，擴大裁量勞動制。在勞資雙方簽訂的一定時間內進行勞動，即便多勞動也不支付加班費。第二，建立「高度專業制度」，將大企業的骨幹正式員工排除在勞動時間限制之外。第三，為使可導致過勞死的長時間勞動合法化，給加班時間設置上限。其中，第一點明顯是基於虛假數據提出的方案，因此很快被從法案中刪除。但關於第二點和第三點，政府卻無視在野黨和社會輿論的反對，在先前的通常國會會期末強行通過了法案。

然而另一方面，消滅過勞死的社會運動也在不斷壯大。2014 年 6 月，「反思全國過勞死家庭會」與「過勞死辯護團全國聯絡會議」等運動熱烈展開並開花結果，由議員提出的《過勞死等防止對策推進法》（簡稱《過勞死防止法》）得到議會一致通過，並於同年 11 月開始施行。與此同時，「過勞死等防止對策推進協議會」成立，此前計劃的過勞死防止政策綱要也於 2015 年 7 月由內閣會議決定。此外，過勞死等實際狀況的調查研究、過勞死預防啟蒙、協商機制的完善、對民間活動的支持也在同步進行中。

但即便如此，包括過勞自殺在內的過勞死仍然頻繁發生。截至目前，《過勞死防止法》與政策綱要在防止過勞死的問題上

並未表現出明顯有效的徵兆。

《過勞死防止法》施行三年後，政府重新評估了政策綱要，並於前段時間決定了新的政策綱要。從民間團體「過勞死防止中心」進入「過勞死等防止對策推進協議會」的 7 名委員要求新政策綱要明確過重勞動對策，編入職場騷擾的防止措施，明確用人單位及工會的責任和義務，導入間歇休息制度以確保當天下班至次日上班之間有一定的休息時間，強制要求企業嚴格把握勞動時間，考慮青年、老年以及殘障人士的特殊性而非一成不變地對待所有員工。這些要求雖然在很大程度上被反映在了新的政策綱要中，但受制於現行的《勞動基準法》，在限制和縮短勞動時間這一點上，新政策綱要依然有很大缺陷。

過勞死作為嚴峻的社會問題被日本國民所熟知，是始於 1988 年的「過勞死 110 熱線」（律師團開設的集中電話諮詢服務）。「過勞死 110 熱線」開設之初，過勞死僅被視為日本特有的社會問題。

然而到了今天，過重勞動與過勞死已成為世界性問題，尤其在韓國和中國已日趨嚴峻。有鑑於此，過勞死防止學會在今年 6 月 2 日至 3 日於札幌市北海學園大學舉辦的第四屆大會上進行了「中日韓・過勞死防止國際研討會」。本次大會有 12 名中國學者及 9 名韓國學者參加。

在本次研討會上，中國適度勞動學會會長楊河清教授（首都經濟貿易大學）針對中國過勞問題的研究現狀做了報告。韓國過勞死預防中心事務局局長鄭秉旭律師對韓國的過勞死預防運動進行了報告。最後，日本過勞死律師團代表幹事松丸正律師對過勞死110熱線運動開展30年的狀況進行了報告。

進入21世紀，中國關於過重勞動和過勞死的研究逐漸擴大。2012年，「中國適度勞動研究中心」（現在的「中國適度勞動學會」）成立，並對勞動時間、過勞、精神壓力、健康管理等問題進行了跨學科研究。去年9月，韓國多個勞動、市民團體組成「過勞死OUT共同對策委員會」。同年11月，「過勞死預防中心」成立。同時，在總統文在寅的努力下，韓國《勤勞基準法》於去年修訂。從今年7月開始，此前的「每週68小時勤務制」將向「每週52小時勤務制」逐步轉變。與此同時，每週40小時之外的加班時間上限被設置在了12小時，而此前利用行政解釋使其適法的每週16小時的節假日勞動也被廢止。

在距今150多年前的1866年9月，「國際工人聯合會」在日內瓦召開。大會基於馬克思起草的《臨時中央委員會就若干問題給代表的指示》提出：「限制工作日是一個先決條件，沒有這個條件，一切進一步謀求改善工人狀況和工人解放的嘗試，都將遭到失敗。……我們建議通過立法手續把工作日限制為8

小時。」並宣佈將八小時工作制作為世界勞動運動的共同目標。

1886 年 5 月 1 日，美國工人舉行芝加哥大罷工以要求八小時工作制，此即五一勞動節的起源。1917 年俄國十月革命爆發，八小時工作制在世界上首次以一國一般法的形式公佈。1919 年，剛剛成立不久的國際勞工組織（ILO）通過了第一號公約，規定工業、工廠的工作時間每天不得超過 8 小時，每週不得超過 48 小時。

時間已過近百年，距離日本首次確立八小時工作制的 1947 年《勞動基準法》出台也已過去 70 多年。然而直到今天，日本規定每天工作 8 小時、每週工作 40 小時的法律仍是一紙空談。

必須要說，即便保守估計，現實中的日本全職員工每天也要工作 10 小時，每週工作 50 小時。

日本的長時間勞動是阻礙中韓兩國縮短勞動時間的重要原因。相反，中韓兩國的長時間勞動是推進日本長時間勞動進一步加劇的重要原因。不只是中日韓三國，在勞動時間問題上，全世界的員工都在與經營方進行着艱難博弈。如果中日韓三國乃至世界各國的勞動者不能齊心協力，這場博弈的勝者將不會是勞動者一方。

馬克思和恩格斯在 1948 年的《共產黨宣言》中呼籲：「全世界無產者聯合起來！」然而，全世界勞動者首先要聯合起來

完成的任務，是限制和縮短勞動時間。

　　這便是隱藏在本書中的秘密，希望讀者諸君能夠從中領悟
這一點。

關西大學名譽教授　森岡孝二

2018 年 7 月

目

錄

第二章　家裡家外都變成了職場
——信息資本主義的衝擊

第五章　勞動準則和生活方式

序章

過勞的悲鳴聲聲入耳

「過勞死診斷電腦」因為過勞而癱瘓

　　過勞引起過勞死和壓力疾病，損害健康，如今已成為許多企業的共同問題。

　　從 2002 年開始，東京勞動局對總部設在東京且規模超過 300 人的企業的員工健康管理情況進行了調查。2004 年的調查結果（2005 年 2 月公佈）顯示，在回答調查問卷的 1071 家企業（問卷回收率為 28%）中，有 36%（382 家）的企業表示，存在「被認為與心腦疾病發作密切相關」的過重勞動現象（每月加班 100 小時，或 2～6 個月內平均每月加班時間超過 80 小時，其中含節假日加班，比 2002 年度的 25% 增加了 11 個百分點。有 22%（238 家）的企業表示，今後有可能讓員工進行過重勞動。如果把這些企業都算在內的話，2004 年的調查中共有 58%（620 家）的企業要求或可能要求員工從事過重勞動。

　　2004 年的調查結果還顯示，有因過重勞動引發心腦疾病隱患的企業達到 38%（410 家），比 2002 年的調查結果（30%）增加了 8 個百分點。有因過重勞動引發精神疾病隱患的企業佔 34%（362 家），比 2002 年的調查結果（27%）增加了 7 個百分點。

　　在這種情況下，厚生勞動省（日本負責醫療衛生和社會保障的

主要部門）於 2004 年 6 月將「職工疲勞累積度診斷測試表」公佈在該省和中央工傷預防協會的網站上。該測試表分為員工用表（表序 -1）及家屬用表（表序 -2）兩類。

員工試用版先於 2003 年 6 月 23 日公佈。該表一經公佈，便吸引了眾多用戶訪問，一時之間網站都癱瘓了。據說，該協會曾向厚生勞動省解釋，訪問量一旦達到 100 萬次就有可能引起網站癱瘓。《每日新聞》刊登報道「『過勞死診斷電腦』也過勞嗎？網站癱瘓──厚生省主頁訪問量劇增」，並刊載了厚生勞動省對此事的評論──「反響強烈超乎想像，過勞問題竟引發高度關注」。（2003 年 6 月 24 日晚刊版）

無論是員工用表還是家屬用表，只需依次選擇符合個人實際情況的選項，就會自動顯示出測試者的疲勞累積度。筆者讓妻子用家屬用表測試了筆者的疲勞累積度，結果是 11 分──「需要注意」。疲勞和壓力症狀的總分在 10 分以上即被認定為「需要注意」，而筆者的得分比這個分數還高 1 分。

表 序-1　職工疲勞累積度自我診斷測試表（中央工傷預防協會）

① 最近 1 個月的自我感覺症狀	（請在最符合實際情況的選項前打鈎）
1. 焦躁	○幾乎沒有 (0)　○有時有 (1 分)　○經常有 (3 分)
2. 不安	○幾乎沒有 (0)　○有時有 (1 分)　○經常有 (3 分)
3. 心神不寧	○幾乎沒有 (0)　○有時有 (1 分)　○經常有 (3 分)
4. 心情抑鬱	○幾乎沒有 (0)　○有時有 (1 分)　○經常有 (3 分)
5. 失眠	○幾乎沒有 (0)　○有時有 (1 分)　○經常有 (3 分)
6. 身體不適	○幾乎沒有 (0)　○有時有 (1 分)　○經常有 (3 分)
7. 注意力不集中	○幾乎沒有 (0)　○有時有 (1 分)　○經常有 (3 分)
8. 做事易出錯	○幾乎沒有 (0)　○有時有 (1 分)　○經常有 (3 分)
9. 上班犯睏	○幾乎沒有 (0)　○有時有 (1 分)　○經常有 (3 分)
10. 沒有幹勁	○幾乎沒有 (0)　○有時有 (1 分)　○經常有 (3 分)
11. 筋疲力盡（運動後除外）	○幾乎沒有 (0)　○有時有 (1 分)　○經常有 (3 分)
12. 起床時感覺渾身乏力或疲憊	○幾乎沒有 (0)　○有時有 (1 分)　○經常有 (3 分)
13. 比以前容易疲勞	○幾乎沒有 (0)　○有時有 (1 分)　○經常有 (3 分)
② 最近 1 個月的上班情況	（請在最符合實際情況的選項前打鈎）
1. 1 個月的加班情況　○無或適量 (0)	○多 (1)　○非常多 (3)
2. 上班不規律（工作計劃變更或有緊急任務）	○少 (0)　○多 (1)
3. 出差負擔（次數、出差時間、時差）	○無或小 (0)　○大 (1)
4. 夜班負擔（★ 1）　○無或小 (0)	○大 (1)　○非常大 (3)
5. 休息或小睡的小時數及設施	○合適 (0)　○不合適 (1)
6. 工作帶來的精神負擔	○小 (0)　○大 (1)　○非常大 (3)
7. 工作帶來的體力負擔（★ 2）	○小 (0)　○大 (1)　○非常大 (3)

★ 1：請根據夜班的次數、小時數等做出綜合判斷。夜班是指在深夜（晚 10 點至凌晨 5 點）的
　　　部分或者全部時間段上班

★ 2：體力勞動、寒冷天氣、高溫作業等給身體帶來的負擔

（自我感覺症狀評估）：(0 ～ 4 分) Ⅰ；(5 ～ 10 分) Ⅱ；(11 ～ 20 分) Ⅲ；(21 分以上) Ⅳ

（上班情況評估）：(0 分) A；(1 ～ 2 分) B；(3 ～ 5 分) C；(6 分以上) D

（工作負擔度分數表）		上班情況			
		A	B	C	D
自我感覺症狀	Ⅰ	0	0	2	4
	Ⅱ	0	1	3	5
	Ⅲ	0	2	4	6
	Ⅳ	1	3	5	7

註： 根據該表，得分在 0 ～ 1 分以內，表示工作負擔較小；2 ～ 3 分表示工作負擔較大；4 ～ 5 分
　　　表示工作負擔大；6 ～ 7 分表示工作負擔非常大。

表 序-2 職工疲勞累積度家屬診斷測試表（中央工傷預防協會）

請根據您觀察到的家屬最近的身體狀況進行回答			
① 最近 1 個月的疲勞、壓力症狀	(請在最符合實際情況的選項前打鉤)		
1. 焦躁	○幾乎沒有 (0)	○有時有 (1分)	○經常有 (3分)
2. 不安	○幾乎沒有 (0)	○有時有 (1分)	○經常有 (3分)
3. 心神不寧	○幾乎沒有 (0)	○有時有 (1分)	○經常有 (3分)
4. 心情抑鬱	○幾乎沒有 (0)	○有時有 (1分)	○經常有 (3分)
5. 身體不適	○幾乎沒有 (0)	○有時有 (1分)	○經常有 (3分)
6. 注意力不集中	○幾乎沒有 (0)	○有時有 (1分)	○經常有 (3分)
7. 做事易出錯	○幾乎沒有 (0)	○有時有 (1分)	○經常有 (3分)
8. 容易犯睏	○幾乎沒有 (0)	○有時有 (1分)	○經常有 (3分)
9. 沒有幹勁	○幾乎沒有 (0)	○有時有 (1分)	○經常有 (3分)
10. 筋疲力盡 (運動後除外)	○幾乎沒有 (0)	○有時有 (1分)	○經常有 (3分)
11. 起床時感覺渾身乏力或疲憊	○幾乎沒有 (0)	○有時有 (1分)	○經常有 (3分)
12. 比以前容易疲憊	○幾乎沒有 (0)	○有時有 (1分)	○經常有 (3分)
② 最近 1 個月的工作和休息情況	(請在最符合實際情況的選項前打鉤)		
□　1. 幾乎每晚 10 點以後回家 ★			
□　2. 節假日經常加班			
□　3. 經常把工作拿回來做			
□　4. 出差時經常在外過夜			
□　5. 為工作上的事煩惱			
□　6. 睡眠時間明顯不足			
□　7. 睡不著覺，經常半夜醒來			
□　8. 在家也時常惦記工作上的事			
□　9. 在家時幾乎無法放鬆			
★關於夜班的具體形式，請以從離家到回家的時間在 14 小時以上為標準			

註：　根據該表，疲勞與壓力症狀合計 10 分以上者，或工作和休息情況的打鉤數目在 3 個以上者需要
　　　注意。若有任何一方面需要注意，說明被觀察對象可能已經積累了一定程度的疲勞。如果兩方
　　　面都需要注意，疲勞積累的可能性會更大。

這種事合理嗎？

在互聯網與工作相關的網站上，工作過度的人們不斷發出悲鳴。「大阪過勞死問題聯絡會」的律師和勞動法學者等人員在2001年開闢了一個名叫「勞動基準市民監察員」的網站，網站設有針對過重勞動和違法加班等情況的簡易諮詢頁面。在該頁面進行諮詢的人非常多，還有人對嚴酷的實際情況進行了描述。這些描述讓人不忍卒讀，甚至產生「怎麼能有這種事」的感覺。在這裡，我們從最近的發帖內容中摘取幾份予以介紹：

> 從今年的第一個工作日——1月5日起，到下週的10月10日為止，我已經連續無休地工作280天了。工會也沒有為我就調休問題與單位協商。我該怎麼辦？（大型電器公司員工）

> 我在某網絡IT公司上班。我們公司承包大企業的業務，我負責通信機械的維護。只要機器出了故障，一天24小時隨時會叫我過去，而且幾乎沒人來替換我。兩星期內竟然被迫上了6次夜班，其中至少有2次是在回家後又被叫走，還不允許我拒絕。加班費倒是給了。（IT技術人員）

> 我的丈夫因為過勞而自殺。幾天前，我把他的電子郵件全

部打印出來，發現其中有一封公司經理發來的斥責信，信的內容讓我這個家屬看了都渾身發抖。收到這封信的第二天我丈夫就自殺了。至於他的上班時間，我根據手頭資料做了統計，從 4 月份到 8 月份，他平均每個月要加班 76 ～ 90 個小時，有的月份甚至接近 100 個小時。順帶一提，丈夫生前做管理層，管理層是沒有加班費的。請給予我智慧與勇氣吧。（**男性過勞自殺者的妻子**）

合同工和兼職員工都過勞

上述案例中提到的大概都是全職的正式員工。但是，這些因為過勞而叫苦不迭的勞動者中也有不少小時工、兼職員工或者合同工。我們從《朝日新聞》的讀者投稿欄目中選擇兩個例子：

我兒子在工廠工作，是一名合同工。他每天早上 7 點剛過就去上班，一般要到晚上 11 點左右才能回家，有時更晚，深夜一兩點才能到家。在家裡只顧得上睡覺，其他甚麼也幹不成。

我擔心兒子會因過勞而病倒。兒子和正式員工一樣幹活，但待遇卻差遠了，公司不給上勞動保險和健康保險。

前些日子，我打電話諮詢了公共職業介紹所，那裡的工作人員答覆說：「我們確實可以督促公司改善制度，但您得做好心理準備，如果我們這樣做的話，公司馬上就知道是誰來投訴了。」結果，因為害怕被公司知道，我沒說自己的名字和公司名就掛了電話。

我希望政府在提高保險費之前，先想想辦法，讓企業制定出詳細且適用於所有雇傭形態的社會保險方案，並盡快將其付諸實施。（2003 年 5 月 30 日，家庭主婦，匿名，大阪府枚方市，54 歲）

我白天在超市工作。我們單位從幾天前開始實行 24 小時營業制。當我們貼出招聘夜班職工的廣告時，我原想肯定會有大學生來應聘的。

結果打開履歷一看，發現應聘的幾乎都是家庭主婦。而且，這些家庭主婦都是同齡人，家裡都有嬰幼兒或者小學生。希望上夜班的理由都是孩子還小，白天得照看，不能工作。

有一位主婦選擇在深夜 11 點至第二天早上 6 點的時間段上班，是因為那個時間段她的孩子睡着了，不用在一邊照看。

她下了夜班以後，回家要做早飯，還要把孩子和丈夫叫醒、餵飽；然後做好盒飯，送到孩子的學校和丈夫的單位。白天在家要做家務，中間可以抽空睡會兒覺。

現在的超市在除夕和過年期間都不打烊。一年 365 天、一天 24 小時，永無休止。（2004 年 6 月 19 日，家庭主婦，兼職，橫濱，37 歲）

在醫院找回了正常人的生活

在互聯網與工作相關的網頁上，有時能看到一些男性員工的發帖。他們對自己的工作方式或者說被迫工作的現狀懷有疑問和不安。但是，在報紙上投訴過勞現象的一般是男性員工的母親或者妻子，員工本人則因為工作太忙或者過度疲勞，根本沒有精力抱怨。在這極少數男性員工的投稿中，一些寄給《讀賣新聞》的稿件偶然引起了筆者的注意。其中一份稿子說自己因為生病住院才過了一段正常人的生活，另一份稿子則表示自己辭掉工作後再也沒有被電話打擾過。

去年年末，我在體檢時查出得了重病，這個月初去住院並且做了手術。

平常，我以公司為中心，被工作追得團團轉。而在醫院，我又過起了規律作息的生活。一開始覺得很不方便，百無聊賴，甚至會感到焦躁不安。然而，等我適應了住院生活，才發現這樣的生活節奏是多麼平和、恬靜。

沒有必要時不時看錶，沒有必要為在期限內趕任務而焦急，也不必擠電車去單位上班。妻子到醫院照料我，我也有時間和她聊聊天，增進夫妻感情。

在醫院的這幾週，我感到自己總算過了一段正常人的生活，回家的時候心情十分愉快。（2004 年 3 月 11 日，公司幹部，千葉縣茂原市，54 歲）

我在公司上班的時候擔任維修服務部門的負責人。每天只要接到客戶的投訴或者斥責電話就必須馬上趕過去修理。

不僅是上班時間，就連下了班也經常有電話打到家裡，有時候我正在吃晚飯，有時候正在休假……日子久了，連睡覺的時候也夢見客戶打電話投訴。

更糟糕的是，傳呼機開始流行以後，我變得越來越忙碌。後來手機又代替了傳呼機，雖然比以前更方便了，生活卻越來

越不自由。

　雖然我現在不再為投訴電話而煩惱了，但也不想用手機，總覺得被電話束縛着不自由。有時方便也是一種罪過，對此我深有體會。（2004 年 4 月 11 日，個體戶，愛知縣春日井市，65 歲）

　對比各家報紙的讀者欄，我發現，發行量高達 300 萬份的《日本經濟新聞》早刊不知為何卻沒有設立讀者投稿欄。與其他全國性報紙相比，該報在車站的銷售比例較高，經銷點密佈或許是不設讀者欄的一個重要原因。但是，恐怕原因不只如此。

　不光是《日本經濟新聞》的讀者，工作過度的日本「公司職員」即便在家裡訂了報紙，上班前也無暇讀報，晚上和週末則要處理工作上的電子郵件，幾乎沒有時間將自己的想法寫成文章投稿。不僅如此，這些工作過度的男員工即便擔心自己的健康，也沒有時間去看醫生。或許正因如此，「過勞死診斷電腦」能夠自行診斷使用者的疲勞累積程度，且操作簡單，所以才吸引了數量眾多的訪問者，甚至導致系統癱瘓。

「過勞死110」和不斷增加的過勞死工傷認定

舊話暫且不提，今天人們所說的過勞死，最早是在20世紀80年代後半期成為一大社會問題而備受關注的。在這一時期，地產和股票價格飆升，整個日本處於泡沫之中，經濟異常繁榮。當時，不僅建築業、房地產業和金融業出現了經濟泡沫，就連製造業和物流業也出現了經濟過熱的現象，下班後及節假日加班的情況劇增。總務省（日本中央省廳之一，主管行政組織、公務員制度、選舉制度、統計等）統計局公佈的「勞動力調查」顯示，1988年，每週工作60個小時以上的長時間工作者有777萬人，每4個男性中就有1個（24%）。

1987年10月，心腦疾病的工傷認定標準有所放寬。有鑒於此，1988年4月，大阪過勞死問題聯絡會主辦了「過勞死學術研討會」。與此同時，大阪率先開通了「過勞死110」電話諮詢服務熱線，由律師和醫生來回答家屬或員工本人在過勞死及其預防措施方面的問題。由於反響強烈，同年6月又成立了「過勞死110全國諮詢中心」。在這種情況下，媒體紛紛開始報道過勞死問題，「過勞死」一詞也逐漸為人們所熟知。

1988年4月，大阪在實施「過勞死110」熱線電話諮詢服務後，

向進行電話投訴的 70 多名遺屬郵寄了調查問卷，並從 44 名遺屬那裡得到了回覆。在異常的長時間勞動這一點上，過去的情況與我們剛剛言及的當前過勞死的狀況差不多。為了印證這種說法，我們從問卷調查的意見欄中抽取了兩三個案例（句末括號內是死者去世時的職銜）：

（他）早上起得早，晚上睡得晚。回到家也要一直打電話，直到半夜。節假日也要去公司加班。每天都忘我工作，但也曾說過有點累。我想，他去世的主要原因還是壓力過大和睡眠不足。（建築業，營銷，監理）

（他）每天都加班到夜裡 12 點左右，1 點才能到家。公司有一百多名員工，都沒有加班費，夜宵就是一碗拉麵。（他）總是很疲憊，死前不久還抱怨說「已經到極限了，非累死不可」。如今只剩下我們母女兩人，因為遭受的打擊太大，一時之間還無法從失去親人的悲痛中恢復。（製造業，部長）

我丈夫在公司的桌子上鋪墊子小睡，也利用上下班路上的時間睡覺。雖然我是他妻子，卻不知道他在單位具體做甚麼，只知道他一到單位就全身心地投入工作。我一週去兩次他的單位，給他送換洗衣服，也趁機和他商量孩子的事。他常常忙得連午飯也沒時間吃。（中小企業，幹部）

若僅計算每年 6 月第三個週六的集中諮詢日，從 1988 年至
2004 年，「過勞死 110 熱線」接到的關於工傷補償和過勞死預防問
題的諮詢達到了 3987 起。集中諮詢日以外接到的諮詢數量大致與
此相當。

厚生勞動省公佈的數據（表 序 -3）顯示，2002 年度，由過勞造
成心腦疾病且被全國勞動基準監督署認定為工傷的案例數約為前一
年的 2.2 倍，人數達到 317 人（其中 160 人死亡），為歷年最高。其
中 202 人患腦部疾病（62 人死亡），115 人患心臟疾病（98 人死亡）。
2002 年度，在認定標準不變的前提下，得到工傷認定的過勞自殺者
和精神障礙者與前一年相比增加了 43%，達到 100 人。（《每日新
聞》，2003 年 6 月 10 日）

表 序-3　過勞死、過勞自殺的工傷認定情況

區分	年度	1999	2000	2001	2002	2003	2004
心腦疾病	申請件數	493	617	690	819	705	816
	認定件數	81	85	143	317	312	294
	其中死亡人數	48	45	58	160	157	150
精神障礙	申請件數	155	212	265	341	438	524
	認定件數	14	36	70	100	108	130
	其中自殺人數	11	19	31	43	40	45

出處：厚生勞動省「對心腦疾病及精神障礙等工傷的補償情況」2004 年、2005 年
註：因工作導致心腦疾病和精神障礙的案例，含自殺未遂。

另外，2003 年度全國勞動基準監督署受理的因過勞造成心理創傷後壓力障礙（PTSD）、抑鬱症等精神障礙的工傷申請人數為 438 人（比上年度增加 28%），為歷史最高。得到精神障礙工傷認定的人數達 108 人（增加 8%），也是歷史最高，其中有 40 人因過勞而自殺。從年齡層來看，最多的是 30 多歲的人，共 39 人（36%），29 歲以下的有 25 人（23%）。從職業類別來看，系統工程師（SE）、信息處理技術員等專業技術人員有 28 人（26%），製造業工人等從事技能工作的人有 24 人（22%）。（《每日新聞》，2004 年 5 月 25 日）

這些數據説明，裁員造成員工的勞動強度和精神壓力加大，過勞死事件不絕如縷，最近因過勞導致自殺的人數也在不斷增加。

1989 年，厚生省（當時的名稱）製作了一份《人口動態社會經濟面調查報告》，根據其中的「壯年期死亡」數據進行測算，可以得出：因蛛網膜下出血、心肌梗死等心腦疾病導致的壯年期（30 ～ 64 歲）「急病猝死」的人數大概為 17 000 人（參看拙作《以企業為中心的社會時間結構》，青木書店，1995 年）。同年度發生交通事故且於 24 小時以內死亡的人數為 11 086 人（最近這一數字大大減少了，2004 年度為 7358 人）。也就是説，20 世紀 80 年代末，因過勞導致的死亡人數超過了因交通事故導致的死亡人數。

對這一數據做進一步分析可以發現，「過勞死 110」涉及的死亡事件只不過是全部過勞死事件的冰山一角，勞動基準監督署認定的

工傷人數更是其中的一小部分。儘管如此，由於近年來過勞死工傷認定的標準有所放寬，認定案例數顯著增加。

並非自願無償加班

在思考日本勞動者的過勞現象時，和過勞死、過勞自殺同等重要的一個問題是所謂的「員工自願的無償加班」，也就是「不支付加班費的加班」。「員工自願的無償加班」是指讓員工在規定時間外及節假日勞動，但不支付法定工資以及法定增額工資，這屬於雙重違法行為，從受害人數和受害金額來看，都屬於嚴重的企業犯罪。

《勞動基準法》第 104 條規定，用人單位如有違反該法的事實，勞動者可以向行政官廳或者勞動基準監督官申訴，且用人方不得以此為由解雇勞動者或者給予其他不利待遇。最近有很多企業因為重組合併而進行裁員，強制員工無償加班的現象益發嚴重。在這種情況下，員工向勞動基準監督署投訴的違法加班事件大幅增加。據 2003 年 7 月 28 日的日本《每日新聞》晚刊報道，2002 年，企業員工或者員工家屬向全國勞動基準監督署揭發的企業強制無償加班和不支付加班費等違法行為首次突破了 3 萬例。

在這種情況下，迫於社會輿論壓力，厚生勞動省終於極不情願地為解決無償加班問題行動起來。2003 年 5 月 23 日，厚生省公佈了「無工資加班綜合對策要綱」，其核心內容是「為解決無工資加班問題而應採取的方針」。

以此為契機，各大報紙上關於強制性無償加班的報道開始變多。在厚生勞動省公佈「無工資加班綜合對策要綱」的當天，《讀賣新聞》在其生活版《體貼的社會保障》欄目裡刊登了一篇名為「怎樣消滅自願無償加班」的解說性報道，該文章採用問答形式，由一名名為「大輔」的學生提問，而筆者以大學教師的身份予以回答。

2004 年 11 月 17 日，《朝日新聞》的記者採訪了前文提到的「勞動基準市民監督員」，並在該刊生活版上發表了一篇名為「如何消滅自願無償加班」的報道。這篇報道在全國引起強烈反響，讀者來信像雪片一樣飛來，其中較有代表性的幾份被刊登在 2004 年 11 月 28 日的生活版上。

一位大型電器公司系統工程師的妻子表示，丈夫的工作情況是「每天凌晨四五點才到家，有時徹夜加班；上班時間是上午 9 點左右；有時節假日也要加班；平時加班實行定額制，（每月）固定支付 20 個小時的加班費，此外都是無償加班」。她控訴道：「我丈夫責任心很強，又不善於對人說不，所以就算碰上明顯力所不能及的工作也沒辦法拒絕，結果只能埋頭苦幹。比起賺錢，我更希望他能好好

休息，像正常人一樣生活。」

一位 31 歲過勞死男性的母親表示：「沒有人願意無償勞動，恐怕是單位不允許他拒絕。」她歎息道：「但公司負責勞務的人卻說：『（加班）是員工本人根據工作情況申請的……公司方面沒有任何過錯和責任。』現在的人喜歡說『責任自負』，竟然連企業也是這種想法，真是駭人聽聞。」

還有一位母親的兒子現年 33 歲，從事金融相關工作。這位母親對兒子的工作狀況表示憂慮，並說：「（他）被迫連日加班，實在讓人看不下去。連休息日都要去上班，到底算怎麼一回事？他喜歡聽音樂會、看美術展，卻沒時間去，連讀書的時間都沒有，這跟囚犯有甚麼兩樣？有好幾次都想勸兒子辭掉工作算了。」

「要更努力地工作，日本人！」

員工不僅被強制無償加班，還有人「過勞死」。即便如此，經營者仍然認為員工應該「更努力地工作」。《日經商務》特輯「要更努力地工作，日本人！」（2003 年 1 月 27 日）採訪了日本電產公司的社長永守重信，據說他每天「早上 6：50 就到公司上班，比任何一個

員工都早。每天工作 16 個小時，週六、日也不休息」。

該特輯引用了永守重信的一段話：

有人說日本人工作過度，但這是過去的事了。我認為現在
歐美人工作更勤奮……這一點在國際航班上最為明顯。

在飛機上，怕吃虧的日本人會要酒來喝，喝醉了就睡過去。

而歐美人呢，直到登機之前都在用手機溝通工作上的事，
上了飛機則會打開筆記本電腦繼續工作，要麼就是專心閱讀與
工作相關的文件。

吉爾·A. 弗雷澤在《令人窒息的辦公室，被迫工作的美國人》
（岩波書店，2003 年）一書中講述了美國員工在旅途中和出差時如
何工作（本書第二章會詳細介紹這本書）。書中提到了很多例子，
比如：不僅在賓館游泳池邊，甚至在游泳池中都能使用的筆記本電
腦；再比如，放有旅行者換洗衣物、筆記本電腦、充電電池、手機、
存儲軟盤、數據線、複寫紙等一整套工具的行李箱式移動迷你辦
公室。

這絕非無稽之談，上述永守重信的話也同樣可信。儘管如此，
日本員工早已筋疲力盡，不太可能比現在更努力地工作了。證據之
一便是前面提到的《日經商務》，該刊在同一期上還刊登了第二特

輯，名為「員工之病就是公司之疾」，其引言部分這樣寫道：「毫無疑問，現代商務人員的身心健康遭受了很大損害，其原因之一就在於壓力和長時間工作，當這種狀態達到一個極限，就會不可挽回地造成過勞死或自殺等悲劇。如今，對各大企業而言，維持並增進員工的身心健康已成為運營管理上最重要的任務之一。」

高度資本主義催生出過勞時代

　　世界各國的工作時間在 20 世紀 80 年代之前呈減少趨勢，之後這個趨勢卻突然停止，再次轉變為逐漸增加。下一章將就此進行詳細講述。尤其是，連美國人、英國人也不辭辛勞地工作，甚至讓日本人都相形見絀；而在日本企業工作的中國女性也長時間從事高強度勞動，酷似所謂《女工哀史》中描寫的那些日本女工在二戰結束前的境況。這樣看來，可以說全世界都已進入新的「過勞時代」。

　　那麼，過勞時代又是如何出現的呢？本書認為，其原因在於當代資本主義的四大變化，換句話說，也即高度資本主義的四個特徵。

全球資本主義

隨着全球化進程的不斷發展，發展中國家也被捲入世界範圍的競爭，且這種競爭越來越激烈；而發達國家則掀起了史無前例的公司合理化和產業重組浪潮。從很早以前開始，美國和英國的企業員工就出現了過勞傾向。即便在德國和法國這兩個以縮短員工工時而著稱的發達國家，工作時間減少的趨勢也已轉變為增加的趨勢。在經濟長期不景氣的壓力下，日本員工原本就有過勞的傾向。再加上許多工廠遷到國外、國內產業空心化的影響，他們不得不與中國等其他國家的日企員工進行競爭，由於這些國家的日企工資低廉、員工工作時間長，日本國內的日企員工也被迫下調工資並延長了工作時間。

信息資本主義

如今，以電腦和互聯網為代表的信息通信技術在幾乎所有產業領域都掀起了變革。在這種背景下，以時間為核心的競爭變得更加激烈，工作速度加快，工作量也加大了。另外，筆記本電腦、手機、電子郵件等信息渠道模糊了私人時間和工作時間的界限，造成了工作無孔不入的情形。更有甚者，儘管信息通信技術一方面帶來了新

的專業性、技術性職業，另一方面卻也使得許多工作簡單化。這樣一來，很多正式員工可以用非正式員工取代，雇傭關係就變得更加不穩定了。

消費資本主義

在今天這個生活水平高、媒體發達的大眾消費社會，人們為了滿足不斷膨脹的消費慾望，或為了以消費競爭來顯示自己的身份和社會地位，必須得到更高的收入（或者找到工資更高的職位），為此便不得不延長工作時間、加大勞動強度。這樣的傾向越來越明顯。與此同時，以 24 小時便利店和快遞服務為代表的、追求便利性的服務型經濟與信息化共同發展，改變了消費者的需求結構，經濟活動的 24 小時化成為導致過勞的新因素。

自由職業者資本主義

日本從 20 世紀 80 年代初開始放鬆對勞務領域的管控，勞務市場的流動性加強，不僅是年輕的自由職業者，中老年的小時工、兼職員工、派遣制員工等非正式勞動者的人數也不斷增加。結果，隨着勞務形式的多樣化，工作時間也發生了兩極分化。一方面，平均

每週工作時間不滿 35 小時的短時間勞動者人數增加了；同時，正式職工中，每週工作超過 60 小時的長時間勞動者的人數也隨之增多，30 多歲男性正式職員的過勞趨勢也因此而日益明顯。

下面，我們將按順序分析上述高度資本主義的各項特徵以及它們造成現代社會過勞現象的原因。另外，所謂「自由職業者」一般是指除學生和家庭主婦以外年輕的（15～34 歲）兼職員工、小時工（包括派遣工）以及有勞動意願的無業人員。

但在本書中，「自由職業者」並不限於年輕人。「自由職業者資本主義」是筆者的自造詞，指的是以非正式員工為主要勞動力的資本主義。

另外，這裡所說的「高度資本主義」並非出自某位經濟學家之口，而是從小說家池澤夏樹那裡借用的。在他的《白頭翁和催債人》（朝日新聞，1998 年）一書中，有一篇名為「東京式疲勞」的散文，其中講到作者從沖繩來到東京後，不知為何總覺得很累，後來才發現原來是因為東京到處都是字：「在我國這樣的高度資本主義社會，要充分利用空間來刺激潛在消費者的購買慾望，不這麼做簡直就是一種罪過。」

筆者相信，通過本書，讀者將會理解為甚麼在高度資本主義社會，為追逐利潤，不榨乾所有時間與空間似乎就是一種罪過。

但是，讀者同時也會意識到，犧牲教育、娛樂、運動和參加社

會活動的時間，削減吃飯、睡覺和過家庭生活的時間 —— 以這種方式工作或者讓別人以這種方式工作才是更大的罪惡。

第一章　遍及世界的過勞

——全球化資本主義的逆流

從工時縮短的時代到過勞的時代

1969 年，ILO 在創立 50 周年之際獲得了諾貝爾和平獎。為紀念獲獎，ILO 國際勞動問題研究所每隔一年與各國大學共同舉辦社會政策研討會。日本第一次舉辦該研討會是在 2003 年 12 月的 1 日至 3 日，地點在東京大學。來自倫敦大學的教授羅納爾多‧多爾是研究日本企業的專家，他在這次研討會上作了題名為「全球化背景下的世界勞務新形勢和意義」的演講。他的著作《勞動的本質》（中公新書，2005 年）就是在這次演講的基礎上經大幅修改和補充後形成的。

多爾在演講中指出，很多發達國家過去一直在緩慢而切實地縮短着工時，但自 20 世紀 80 年代以後，這種趨勢卻發生了逆轉，工作時間開始變長了。塞繆爾‧鮑爾斯和樸永進合寫的論文從統計學上支持了這一觀點，他們指出，就美國、加拿大、比利時、法國、德國、意大利、荷蘭、瑞典、英國等十多個國家而言，「收入不平等的程度」越大，工作時間越長，如圖 1-1 所示。

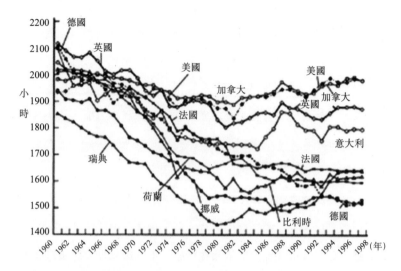

出處：Bowles and Park, 2001

圖 1-1 世界各國工作時間的變遷（製造業）

　　在圖 1-1 中，觀察製造業工作時間的變遷可以發現，各國工時長短的轉折點如下：英國是 1982 年；美國和加拿大都是 1983 年；意大利是 1985 年；挪威和瑞典是 1988 年；德國較晚，是 1996 年。

　　約翰・M. 埃文斯等人為 OECD 製作了一份題為《OECD 國家工作時長變動》（2001 年）的調研報告，其中指出，20 世紀 80 年代以後，各發達國家的工作時間停止減少；甚至可以從這份報告中確認，一些國家反而出現了工作時間增加的情況。報告還指出：

就最近一年工作時長的變化而言，最顯著的事實是，幾乎所有 OECD 國家長期以來一直持續的工時減少趨勢所有放緩，有時甚至發生逆轉。……綜觀 20 世紀 90 年代，工作時長出現增加趨勢的是匈牙利、瑞典和美國；而就澳大利亞、加拿大、芬蘭、新西蘭、西班牙及英國而言，最近幾年的工作時長幾乎沒有變化。

雖然如此，埃文斯等人並不認為工時縮短的趨勢已經結束。

他們指出，在法國、德國、意大利、荷蘭、挪威，勞動時間縮短的趨勢雖然有所放緩，但依然在持續；也有像日本、韓國這樣近年來縮短了工作時間的國家。

事實果真如埃文斯等人所說的那樣，工時縮短趨勢僅在一部分國家發生逆轉，而其他國家的同一趨勢雖然有所放緩，但基本上還在持續嗎？還是如多爾所說，在世界範圍內來看，持續一個多世紀的勞動時間縮短的趨勢在這二十多年間發生了逆轉，工作時長轉為增加？筆者對照後面即將講到的英美及 EU（歐盟）各成員國近年來工作時長的變化發現，多爾所說的更接近現實。

過度勞累的美國人

2002 年 1 月，《牛津英語詞典》在線版增加了一萬多個新詞彙，其中之一就是來自日語的「karoshi」(過勞死)。這意味着過勞死已作為象徵日本人生活方式的一個典型詞語為全世界所熟知，還意味着過勞死這一現象並非日本所獨有，而是已經蔓延到全世界。

在美國，「過勞死」一般被看作日本的「國家病」，其實不然。

如今，「過勞死」也開始在世界其他國家肆虐。最先對這一社會現象敲響警鐘的是朱麗葉·B. 斯格爾，她曾出版《過度勞累的美國人 —— 業餘時間出人意料地減少》(窗社，1993 年)一書。

斯格爾在該書中指出：「專家普遍預測，隨着生產效率的提高，工作時間會減少，但這一預測是錯誤的。」在美國，從 20 世紀 40 年代末至 20 世紀 80 年代末，勞動者的生產率提高了兩倍以上。換言之，在 20 世紀 80 年代末，勞動者只需一半時間就能生產出 40 年代末人們擁有的全部財富和服務。因此，從單純數學運算的角度來說，每天工作 4 個小時是有可能的。在專家的頭腦中，過勞已成為過去時，與當代社會無緣。1967 年，在美國參議院小委員會上，有的議員甚至勾勒出了這樣一幅藍圖：到 20 世紀 90 年代，實現每週 4 天工作制 (每週休息 3 天)，每週工作 22 小時，每年勞動 6 個

月，或者將標準退休年齡提前至 38 歲，等等。不僅如此，還有大量論文和專著討論過多的自由時間和閒暇時光的威脅。早在 1930 年，經濟學家凱恩斯就寫了一篇評論文章，名為《我們後代在經濟上的可能性》，文中指出：到下個世紀，一旦貧困問題得到了解決，享受閒暇的時代就會到來，人們會為閒得無聊而煩惱。

這種看法過於樂觀，其實恰恰相反，工作時間減少的趨勢並未持續太久。不僅如此，從 20 世紀 80 年代開始，形勢急轉直下，到 20 世紀 90 年代初，人們已開始熱議過勞問題（over work）。與此同時，電視、報紙、雜誌也開始討論工作時間的問題。

基於這一現實，斯格爾認為，美國已經進入了過勞時代。作者根據美國 3 月進行的「人口動態調查」（Current Population Survey）── 相當於日本的「勞動力調查」── 製作了表 1-1。從表中可以看出，從 20 世紀 60 年代末至 20 世紀 80 年代末，美國人的全年工作時間增加了 163 個小時。

表1-1　美國全年工作時間的變化（單位：小時）

	1969 年	1987 年	1969—1987 年
所有勞動者	1786	1949	163
男性	2054	2152	98
女性	1406	1711	305

出處：朱麗葉‧B. 斯格爾，《過度勞累的美國人》

另外，美國的全年工作時間在最近幾十年間由縮短轉為增加。

這一點從 B. 布魯斯頓和 S. 羅斯製作的圖 1-2 也可以看得很清楚。就該圖而言，全年工作時間隨着經濟週期循環出現一定的振幅，1967—1981 年出現了減少趨勢；之後形勢發生逆轉，從 1983—1996 年，出現了非常明顯的增加趨勢。

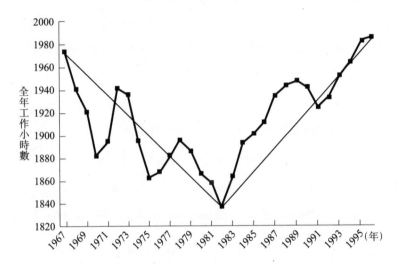

出處：Bluestone and Rose, 2000

圖 1-2　美國全年工作時間的變遷（25 ～ 54 歲）（1967—1996 年）

雙職工工作時間的增加及家庭與工作的矛盾

斯格爾的《過度勞累的美國人》問世後，研究工作時間的專著如雨後春筍般不斷出現。2004 年，雅各布和格爾森合著的《時間分配矛盾 —— 工作、家庭和性別不平等》(2004 年，無日譯本) 就是一部優秀著作。該書對近年來美國工作時間的變遷作了統計分析，從中可以看出，最近在日本受到熱議的工作時間的兩極分化現象在美國也日趨明顯，長短兩極的勞動者出現增加趨勢。

由圖 1-3 可知，1970—2000 年，在每週工作不滿 30 小時的短時間勞動者中，男性從 5% 增至 9%，女性由 16% 增至 20%；另一方面，在每週 50 小時以上的長時間工作者中，男性從 21% 增至 27%，女性由 5% 增至 11%。

現階段，每 4 名男性中有 1 人多、每 10 名女性中有 1 人多的每週工作時長在 50 個小時以上，屬於程度較重的過勞狀態。

以每週 50 小時以上的比例來看，男女過勞傾向都比較明顯的，按職業來分，有管理人員、研究人員、技術人員；按學歷來分，都是大學畢業生；按人種來分，都是白人，總的來看都是中產階級上層的白領 (見表 1-2)。

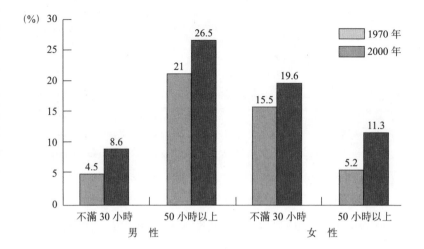

出處：Jacobs and Gerson, 2004-a

圖 1-3　美國工作時間的兩極分化（1970—2000 年）

表1-2　美國各個社會階層的工作時間，2000 年（單位：小時，%）

	男性			女性		
	週平均時間	不足 30 小時	50 小時以上	週平均時間	不足 30 小時	50 小時以上
職業						
管理、專業、技術人員	45.6	5.8	37.2	39.4	14.8	17.1
其他	41.8	10.0	21.3	35.7	22.4	8.0
學歷						
高中以下	38.8	15.2	13.5	34.5	24.9	5.3
高中畢業	42.6	7.1	21.5	36.7	18.7	8.0
本科相當	42.2	11.1	24.8	36.0	22.5	9.3
本科	46.0	5.3	38.8	39.5	15.6	19.5

	男性			女性		
	週平均時間	不足 30 小時	50 小時以上	週平均時間	不足 30 小時	50 小時以上
人種						
白人	43.6	8.5	29.2	36.8	21.1	12.1
黑人	41.5	9.6	19.3	38.2	13.8	10.1
西班牙語系人種	41.2	8.2	17.0	36.9	17.0	6.6
亞裔和非裔	41.5	9.6	21.7	37.6	18.0	12.0

出處：同圖 1-2

　　就男女的過勞狀態而言，首先需要指出的是，雙職工增加導致「夫妻合計工作時間」增加，進而導致職場生活和家庭生活時間差距拉大。

　　1970—2000 年，雙職工（18～64 歲）夫妻佔所有夫妻整體的比例從 36% 增至 60%。另外，雙職工夫妻平均每週工作時間在同一期間由 78 小時增至 82 小時。變化最為顯著的是每週工作時間超過 100 小時的夫妻，就其比例而言，在同一時期，佔所有夫妻的比例由 3% 增至 9%；佔雙職工夫妻的比例由 9% 增至 15%（見表 1-3）。也就是說，夫妻都從事長時間工作的家庭相應增加了。

表1-3　18～64 歲的美國夫妻合計每週工作時間（單位：小時，%）

	平均合計工作時間	合計不足70 小時的比例	合計100 小時以上的比例	丈夫工作時間	妻子工作時間
1970 年					
所有夫妻	52.5	63.4	3.1	38.9	33.6
雙職工（35.9%）	78.0	24.9	8.7	44.1	33.9
僅丈夫工作（51.4%）	44.4	96.0	0	44.4	0
僅妻子工作（4.6%）	35.5	99.6	0	0	35.5
夫妻失業（8.2%）	0	100	0	0	0
2000 年					
所有夫妻	63.1	53.7	9.3	41.5	26.4
雙職工（59.6%）	81.6	18.9	14.5	45.0	36.6
僅丈夫工作（26.0%）	44.9	95.2	0	44.9	0
僅妻子工作（7.1%）	37.2	97.9	0	0	37.2
夫妻失業（7.2%）	0	100	0	0	0

出處： Jacobs and Gerson, 2004-b

註： 這裡所說的合計工作時間為非農業部門的夫妻受雇工作時間，不含家務工作時間。

　　這裡就出現了一個問題，那就是雅各布和格爾森在其著作中說的「時間分配矛盾」，分別表現在職場生活和家庭生活之間、男性和女性之間、有孩子和沒有孩子的人之間。比如在育兒方面，有孩子的夫妻在時間上面臨着無法克服的困難。那些不得不花費很多時間在育兒上的勞動者，與沒有孩子的勞動者相比，工作時間越長，在工作上便越處於不利地位。

白領職場也淪為「血汗工廠」

一般來講，過勞現象在工廠第一線的藍領工人中比較普遍。而近年來，專業技術職位、管理人員、辦公室人員、銷售人員等白領階層也出現了過勞問題。其背景是這二三十年來的美國經濟形勢和企業的變化。

20 世紀 70 年代，石油危機肆虐，通貨膨脹居高不下；美國經濟困難重重，一直到 20 世紀 80 年代，始終停滯不前。20 世紀 80 年代，美國和日本等資本主義強國競爭加劇，企業之間併購、重組頻繁。從這一時期開始，由於就業壓力很大，美國企業界的老闆們開始叫囂：「員工人數太多，福利待遇過於優厚，都被慣壞了。」於是，企業和公司紛紛裁撤冗員，削減人工費用，以成為「精簡型」企業為目標而進行經營方式的改革，正式開始縮小企業規模。二戰後，勞資關係的主要特徵就是雇主實行溫情主義經營方式，其三大支柱是雇傭關係穩定、給予員工較多的閒暇時間、企業福利待遇優厚。而如今，這些都被拋到腦後，美國企業紛紛實行讓日本人也相形見絀的嚴酷的經營方式。

到了 20 世紀 90 年代，隨着電腦、手機、電子郵件等通信工具

的不斷普及，與其說工作變得輕鬆了，不如說人們的精神壓力增加了，私生活時間不斷被工作擠佔。單位提高了工作要求，加大了勞動強度，甚至辱罵、欺凌員工。此外，員工因為疲勞和擔心被解雇而變得自私自利，集體意識淡薄，職場人際關係險惡。其結果，便如同吉爾‧A. 弗雷澤在其《令人窒息的辦公室，被迫工作的美國人》（岩波書店，2003 年，原文書名為《白領血汗工廠》）中指出的那樣，美國的寫字樓淪為了白領階層的血汗工廠，其勞動條件的惡劣程度不亞於跨國公司在發展中國家建立的血汗工廠。

加利福尼亞大學伯克利分校教授伊布拉希姆‧瓦德在 2002 年 3 月的法國《世界外交論衡》雜誌上發表「成為社區的美國企業」（齋藤佳久見譯）一文，在文章中對讓員工長時間高強度工作的美國企業進行了剖析，可以看出他們的做法和日本企業如出一轍：

就像新興宗教一樣，企業通過研修講座、修養會、全體會議等方式，持續不斷地「教化」員工，並向他們灌輸集體價值觀，在熱情洋溢的口號聲的熏陶之下，員工的批判精神被削弱了。人們一遍遍地複述表達公司目的和使命的「公司訓言」，其狀宛如教理問答；員工高喊口號、唱「公司歌」的情形，則讓人聯想到軍隊和運動會。此外，員工還要穿上印有公司標誌的制服，這些措施都旨在潛移默化地培養員工對公司的獻身精神。

《芝加哥論壇報》是最早將「karoshi」一詞向世界傳播的海外媒體之一。1988 年 11 月 13 日，《芝加哥論壇報》刊登了名為「日本人為工作而活，為工作而死」的文章，詳細報道了椿木精工（現在的椿木中島）員工平岡悟因過勞致死、其遺屬通過撥打「過勞死110」而獲得日本第一起工傷認定的事件。當時，對美國人來說，過勞死不過是發生在太平洋對面國家的事情。而現在，美國勞動者也無法獨善其身了。

《新國際人》是一本專門刊登並研究世界勞務狀況和貧困問題的社會學雜誌。馬修·萊斯是一名活躍在紐約的新聞記者，他寫了一篇名為「美國人的過勞死」的文章，發表在《新國際人》2002 年 3 月版上，文章指出：美國人對於工作的「強迫觀念」已經成了一種傳染病，由於工作過度而將員工逼到死路，甚至搞得人家家破人亡的事情不僅僅發生在日本，在美國也是一樣。

2001 年 9 月 11 日，美國世貿中心北樓首先遭到恐怖分子操控的飛機撞擊。據馬修·萊斯說，此時，投資銀行 KBW 的喬安·菲爾德曼正在北樓 88 層的寫字間工作。當她拚命順着樓梯往下跑的時候，還聽到樓內廣播說：「員工們趕緊回去工作。」要是聽了這種荒唐的命令，「早就沒命了」。另外，據日語網站「這裡是 IT 宣傳室」的「US Report」（美國報道）報道，儘管在「9·11」恐怖襲擊中，投資銀行 KBW 有 67 名員工喪生，但公司經營卻從恐怖襲擊造成的損

失中恢復了過來。

股價至上主義經營模式是過勞的原因之一

　　20 世紀 90 年代，日本經濟陷入長期蕭條，與此形成鮮明對比的是，美國迎來了長期的繁榮。然而，在此期間，大企業也在反覆地、頻繁地進行企業重組和人員削減。在這一背景下，白領階層的處境相當糟糕，企業雖然不斷裁減人員，員工工作量也愈來愈大，但工資反而下調，各種津貼和福利也被削減了。此外，兼職人員、派遣制員工、外包人員等非正式員工不斷增加，一些人的工作被搶走，另一些人的工作則變得十分不穩定。

　　美國大企業的雇傭關係發生如此巨大的變化，究其原因，與股價至上主義的經營理念不無關係。20 世紀 80 年代也被稱為「M&A（註：即企業併購的）十年」，風靡這一時期的經營理念是股價至上主義，股票市場對公司股價的評價是企業經營者最關心的事情，他們重視股東利益，股價的提高是企業最為優先的任務，這一傾向比以前任何時期都要明顯。從股市的反應來看，一旦企業堅決進行大規模裁員，由於經營成本下降，短時間內就會增加利潤並提升股

價，因此，縮小規模便理所當然地受到企業的歡迎。

這一時期，美國的企業經營者得到了史無前例的高額報酬。前文提到的吉爾‧A. 弗雷澤在書中指出：「過去 20 年間，公司董事的薪酬大幅度提高，與此同時公司卻在不斷裁員，這種不平衡的現象着實令人震驚。」「1978 年，美國主要企業領袖的報酬大約是員工平均工資的 30 倍，而在 17 年後的 1995 年，他們的報酬是員工平均工資的 115 倍以上。」在美國，人們為了準備退休後的養老錢，包括儲蓄金和養老金在內的個人資產有近一半都被直接或間接用來投資股票。因此，儘管員工中持有股票的階層對 CEO（最高經營者）得到的巨額薪酬感到不滿，但是在 20 世紀 90 年代，只要股價持續上升，他們就甘心忍受着裁員和下調工資的痛苦。

20 世紀 90 年代以後，日本陷入了長期的經濟蕭條之中。在股票市場的巨大壓力下，大企業競相反覆裁員，不斷下調員工的工資和福利待遇。2002 年版的《勞動經濟白皮書》就股票市場壓力和企業裁員的相關性論述道：

　　迄今為止，我國企業裁員多數情況下是因為經營狀況惡化。另一方面，企業管理（以與股東的關係為中心的公司治理方式）和圍繞企業經營的各種環境一旦發生變化，有的企業就會開始改變員工錄用策略，即便經營上的危機還未顯化，有時

也會從戰略的角度進行裁員。近年來「main bank」（註：企業資產管理與借貸的主要對象銀行）的影響力逐漸下降，股東的影響力逐漸提高。在這種情況下，股票市場對企業股價的評價顯得至關重要，企業不得不放棄長期穩定的經營模式而去追逐短期利潤，拉升股價，討好股東。在經濟衰退期間，不得已削減過剩的勞力，減輕經營上的負擔。

《勞動經濟白皮書》認為，「並沒有明確數據表明」股市壓力下的「企業管理與雇傭戰略的變化是裁員增多的主要原因」。但不可否認的是，在日本，股價至上主義經營理念的抬頭導致勞動條件惡化，助長了過勞現象的發生，這可以從近年來大眾媒體對企業產業重組和裁員的報道中得到印證。

過勞和過勞死在英國也成了一大問題

從 20 世紀 60 年代到 70 年代，英國經濟陷入了長期停滯之中。從那時起，「英國病」這個詞開始流行，它的含義是「社會保障制度過於完善，企業員工工作積極性下降，經濟增長陷入僵局」。其實

這種說法不過是一張標籤，在當時就缺乏可靠的根據。儘管如此，長期以來很多日本人都覺得「英國人比日本人更重視休閒和勞逸結合」，這也是不爭的事實。時至今日，旅遊手冊和旅行散文還在謳歌英國是一個「節奏很舒緩的休閒型國家」。然而即便是現在，與歐洲其他國家相比，英國人的工作時間也絕對是最長的。

2002 年，隸屬於英國貿易產業部（DTI）的「平衡工作與生活 —— 勞逸結合運動」小組實施了工作時間調查，從這項調查結果可以對英國企業員工的工作情況有個大概了解，詳情如下。

在受調查的企業員工中，每 6 個人裡有 1 個（16%）回答「每週工作時間在 60 小時以上」。與此相比，2000 年實施該項調查時，所有企業員工中，8 個人裡只有 1 個人（12%）每週工作時間在 60 小時以上。

在 2000 年調查時，每週工作時間在 60 小時以上的女性比例為 16 個人中有 1 個人，而在 2002 年調查時則為 8 個人中有 1 個人（13%），比例大大增加。

有 3/4（75%）的企業員工加班，而其中只有約 1/3（36%）得到了加班費或者調休。

在 30 ～ 39 歲的企業員工裡，5 個人中有 1 個（21%）每週工作時間在 60 小時以上，感到壓力很大的企業員工的比例是 5 個人中有 1 個（19%），而其中感到壓力最大的是 35 ～ 39 歲的企業員工。

男性企業員工 5 個人中有 1 個（19%）因為壓力大而去看醫生，其中 40 多歲的人高達 1/4（23%）。

如此辛苦的勞動狀態讓人一時難以置信，以這種勞動強度來看，就算出現過勞死也不足為怪。實際上過勞死已經成了一個十分現實的問題。證據之一是 TUC（英國工會會議）主辦的以健康與安全（工傷與職業病）為主題的專業雜誌《災害》。該雜誌在 2003 年夏季刊上以「Drop Dead」（猝死）為題發行了一期「karoshi」（過勞死）特輯，其中指出 21 世紀的主要職業病是心臟停搏、自殺和腦梗死等，並介紹了英國的醫生、護士、教師、郵政工作者等人群的過勞死和過勞自殺案例。

　　醫生西德・瓦特金斯因為「瘋狂」工作，身體不支而死亡；教師帕梅拉・萊爾夫因為壓力過大、勞累過度而自殺身亡；精神保健科護士理查德・波科克、郵政工作者加麥因・李也是過勞死。這些人都是因為工作強度和壓力太大，不堪忍受而離世的。

上述特輯在引用貿易產業部調查結果的基礎上指出：「根據去年英國政府所作調查發現，工作時間極端長的人群劇增，數百萬英

國企業員工正在接近過勞死紅線（karoshi zone）。」日本的「勞動力調查」顯示，2002 年，每週工作時間在 35 小時以上的企業員工中，6 個人裡有 1 個人（16%）的每週工作時間在 60 小時以上。剛才的數據說明，英國的企業員工和日本的企業員工一樣正在從事長時間工作。英國的過勞死和過勞自殺現象已成為一項社會性問題，換句話說，英國社會出現了「日本化」的趨勢。

在上述調查中，「大地調查公司」通過電話採訪的形式對 508 位企業員工進行了調查，由於樣本太少，其結果不能被視作代表整個英國企業員工工作情況的數據。有鑒於此，我們通過更具綜合性的勞動力情況調查，製作了表 1-4。

表1-4　歐洲各國的每週工作時間（2003 年）

	全職			非全職		
	男女平均	男性	女性	男女平均	男性	女性
英國	43.1	44.6	40.4	18.9	17.8	19.1
瑞典	39.9	40.1	39.6	22.8	19.2	23.8
芬蘭	39.2	40.1	38.2	20.2	19.5	20.5
葡萄牙	40.1	40.9	39.2	20.3	22.0	19.9
奧地利	40.0	40.1	39.9	22.1	22.3	22.1
荷蘭	38.8	39.0	38.0	19.3	19.4	19.3
盧森堡	39.8	40.3	38.6	20.6	(23.2)	20.5
意大利	38.7	39.9	36.6	23.8	27.6	22.8
愛爾蘭	39.5	40.6	37.7	17.3	18.1	17.1
法國	38.8	39.6	37.7	23.3	23.6	23.2

	全職			非全職		
	男女平均	男性	女性	男女平均	男性	女性
西班牙	40.3	40.9	39.4	18.4	19.0	18.3
希臘	41.0	41.9	39.6	20.8	22.7	20.0
德國	39.6	40.0	39.0	17.8	15.6	18.1
丹麥	39.2	40.1	37.7	19.2	14.1	21.2
比利時	39.0	39.6	37.7	22.8	23.5	22.7
歐盟 15 國	40.0	40.8	38.7	19.8	19.2	20.0

出處：European Labour Force Survey（歐洲勞動力調查），2004
註：因為樣本較少，括號內的數據可信度不足。

如表 1-4 所示，英國全職企業員工的工作時間明顯高於其他歐盟各國。就全職企業員工的工作時間而言，歐盟 15 國平均為 40 小時整，只有英國為 43 小時，多出了 3 小時。英國統計局的「勞動力調查」顯示，2002 年春季，按行業分，全職企業員工每週工作時間如下：管理層、高級職員為 46 小時；專業技術人員為 46 小時；所有行業平均為 43 小時。

歐洲多數國家每年有 6 個工作週（30 日）以上的帶薪假期；而英國僅為 4 個工作週（20 日）。因此，在歐洲各國中，英國企業員工不僅平均每週工作時間長，一年中享受的休假時間也最短。而且，儘管工作如此辛苦，英國勞動人口的人均 GDP（國內總產值）在歐洲各國中卻仍處於最低水平。

德國的勞資雙方就延長工作時間達成協議

眾所周知，在發達國家中，德國企業員工的工作時間是最短的。然而，德國經濟長期停滯，失業率居高不下。在這樣的背景下，最近，德國人工作時間減少的趨勢見停，甚至出現漲幅不大的增加趨勢。雇主開始倡議，在實施裁員和削減獎金的同時也延長工作時間。對此，工會方面則以罷工進行抵制，總算維持了每週 35 小時工作制。然而具體到各個企業，許多工會由於抵制不住雇主的攻勢，不得已接受了比以前差的工作條件。

根據勞動政策研究及進修機構（日本厚生勞動省下屬的獨立行政法人）所設網站「海外勞務信息」統計，德國金屬產業在 2004 年 2 月締結的勞動協約中，維持了現行的每週 35 小時工作制，與此同時，勞資雙方達成協議，針對具有高級技能資格或者高職位的員工，可以讓其中 50% 的人每週工作 40 小時。

此前的協約規定可以讓全單位 18% 的人每週工作 40 小時。對雇主或者說經營方來說，通過這次修改勞動協約，延長工作時間的適用對象範圍擴大了。

據上述「海外勞務信息」網站所載，2004 年 6 月，最大的電器生產商西門子和 IG 金屬（德國金屬產業工會）簽訂協議，規定將北

萊茵—威斯特法倫州兩個手機工廠 4000 餘名員工的每週工作時間延長至 40 小時。雖然延長了工作時間，但並未相應增加工資，若換算成時薪，事實上是降薪了。除此之外，還廢除了聖誕節獎金及帶薪休假，統一為績效獎勵。工會接受上述條件，作為交換，經營方保證今後兩年內不解雇員工。

大型汽車製造商戴姆勒—克萊斯勒的經營方提出「削減 50 億歐元經費計劃」。2004 年夏季，勞資雙方圍繞這一計劃展開了較量，結果雙方達成了以下協議：雇主答應撤銷裁員 6000 人的計劃，並承諾今後 8 年內不會解雇員工。以此為交換，在工作時間的問題上，工會同意雇主以 2 萬名技術人員、研究人員為對象引進每週 30～40 小時的彈性工作制；食堂、工廠的安全管理等服務部門引進每週 39 小時的工作制；以每年 2 天的休息日替代每小時 5 分鐘的休息時間，每年削減休息時間 30 小時。但生產部門的工作時間並未延長。

2005 年 1 月，西門子和德國金屬產業工會就 8000 名員工的工作時間由每週 35 小時延長至 37 小時一事達成協議，而並未相應提高工資。

由此可知，近年來，德國延長工作時間的傾向非常明顯。然而和日本、美國相比，德國依然是工作時間較短的發達國家。針對經營方提出的延長工作時間計劃，工會方不惜以組織罷工進行抵制。

雖然具體到各個工廠和行業，有的因為無法承受經營方的壓力而不得不接受了比以前差的勞動條件，但需要注意的是，從整體來看，每週 35 小時工作制的大框架並沒有發生變化。

法國出現修改每週 35 小時工作制的動向

　　和德國一樣，法國也以工作時間短而聞名。然而，最近，經營方也開始主張延長工作時間。法國縮短工作時間的歷史很長，可以上溯到 1936 年的法國人民戰線內閣時期，當時制定了一部《休假法》，其中規定每週工作時間為 40 小時，每年兩週帶薪假期。近年來，1998 年 6 月，法國制定了《有關縮短工作時間的定向方針和相關激勵措施法》，2000 年 1 月，又通過制定《通過談判縮短工作時間法》來修改勞動法典，引進了每週 35 小時工作制。

　　然而，上述「海外勞務信息」網站顯示，如今，法國也出現了修改 35 小時工作制的跡象。2002 年春，拉法蘭組閣並執政後，於該年末將法定加班時間從每年 130 小時延長至每年 180 小時，對員工人數少於 20 人的小微型企業，停止實施每週 35 小時工作制。進而，拉法蘭首相於 2004 年 12 月提出了制定工作時間制度彈性化法

案的方針。

2005 年 2 月，開始審議《工作時間制度彈性化法案》，該法案維持了每週 35 小時工作制，並宣稱「本法案使希望增加收入的員工能夠長時間工作」，實質上是為實施包括規定時間外勞動（加班）在內的「每週 40 小時工作制」鋪平了道路。該法案將現在法律允許的一年加班 180 小時的上限提高至一年 230 小時，進而規定超過每週 35 小時的工作部分可以折成現金收入或者調休。

另外，就員工少於 20 人的小微型企業而言，可以在每週 36 ～ 39 小時範圍內，將包含加班時間在內的工作時間上限提高 10% 這一現行特例延長 3 年。

迄今為止，始終致力於推進縮短工時的在野黨社會黨、工會等組織以「會增加失業者」為由，一直反對這部法案。據 2005 年 2 月 5 日的《朝日新聞》晚報報道，在法國最近實施的輿論調查中，18% 的人贊成修改「每週 35 小時工作制」，77% 的人反對修改這一制度。2005 年 3 月 10 日，在法國全國 115 個城市爆發示威遊行，有 100 多萬企業員工參加，要求維持「每週 35 小時工作制」、漲工資並禁止擅自開除員工。儘管如此，法國國民議會（下院）還是於 2005 年 3 月 22 日通過了允許彈性運用每週 35 小時工作制的法案。不過，工會依然強烈抵制議會的決定，勞資之間關於每週 35 小時工作制的攻防戰今後還會持續。

工作時間爭論的國際化

經營者和員工、經營者團體和工會就工作時間問題爭執不下的情況並非僅限於一國之內。歐盟計劃就工作時間等勞動標準制定共同的社會政策。然而，由於各加盟國在法律、風俗習慣、國情等方面都有很多不同，各國之間也是爭論不斷。

1996年，英國政府向總部位於盧森堡的歐盟法院提起訴訟，要求修改規定每週平均工作時間不得超過48小時的歐盟勞動法，歐洲法院決定對英國政府的這一訴訟不予受理，理由是該法院認為為了維護勞動者的健康，一週加班時間不能超過一定的限度，比如一週的工作時間是40小時，那麼加班時間最多為8小時。到了1997年，英國工黨在大選中獲勝，取代保守黨掌握政權，該黨致力於保障勞動者權益，限制雇主解雇員工，限制工作時間。

工黨執政後接受了歐盟共同社會政策，因其內容比英國國內法律對企業員工等勞動者更加有利。

關於延長工作時間的問題，各國之間的爭論不僅發生在歐盟內部，東歐各國、亞洲、非洲、中南美各國等原社會主義國家也對此展開了爭論，可以說已經成為一個全球性話題。

前述德國汽車廠商戴姆勒—克萊斯勒公司提出新的方案，如果

工會一方不答應公司延長工作時間的提案，公司就要將新型小轎車的生產基地遷到德國西北部城市不來梅和南非。西門子公司也稱，如果不能與工會就延長工作時間的事宜達成協議，就要將兩個工廠的核心生產部門遷到工資低廉、工作時間長的匈牙利以及中國。在這種情況之下，雖然工會方極其不情願，也不得不接受公司延長工作時間的提案。

以西門子為例，在該公司的 42 萬名員工中，有一大半都是國外員工，德國國內僅有 17 萬人。越是如此，工作時間長短受全球化的影響就越大。

工作時間的全球性競爭

所謂全球化，是指以在多個國家進行生產和銷售的跨國公司為中心，進行全球規模的企業活動，世界各地區、各國家之間的經濟聯繫在空間上和時間上都更加緊密。互聯網及其他信息通信技術的高度發展促進了全球化，這是和以前的國際化不同的地方。韓國、台灣、香港以外的其他亞洲地區的工業化也在不斷發展，蘇聯和東歐原社會主義國家走上了市場經濟道路，中國也成為世界工廠。資本主義也進入了新的世界性發展階段。

如今，日本、美國和歐洲各國的跨國企業將工廠遷到中國等發展中國家，在這些國家進行大規模生產，再將由當地工人生產的商品出口到本國銷售。這意味着日本、美國和歐洲各國的企業員工被迫直接和中國及其他發展中國家的工人在工資和工作時間上進行競爭。

在 ILO 的統計網站上，對亞洲區域 2000 年度製造業的工作時間進行比較可以發現，香港、台灣、新加坡、泰國、菲律賓、印度，不論哪個國家或地區都比發達國家中工作時間最長的日本更長（見圖 1-4）。在 ILO 的統計網站上，可以看到香港和澳門的工作時間數據。據説在中國大陸，有些企業的員工每天工作 11 ～ 12 小時，也就是説每週平均工作 50 ～ 60 小時。

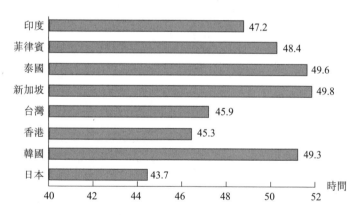

出處：ILO Yearbook of Labour Statistics, LABORSTA Internet

註： 日本採用的是勞動力調查中製造業的就業人數；台灣的是將每日工作時間換算為每週工作時間後得出的數字；菲律賓的是 1998 年的數值。因為各自的統計方法不一樣，不能進行嚴格意義上的比較。

圖 1-4 亞洲各國家和地區製造業的每週工作時間（2000 年）

據日本經濟產業省公佈的 2003 年「海外事業活動基本調查結果概要」統計，就製造業而言，日本企業的國外生產比例達 16%（跨國企業化的日企為 30%），為歷史最高。由日本企業當地法人雇傭的員工人數達 372 萬人，其中製造業為 308 萬人，按照地區來分，亞洲為 244 萬人，佔 66%，為最高。現階段，日本的企業員工不論在就業上還是在工作時間上都要和國外員工進行全球化競爭。

在以提供「企業的社會責任」（CSR，Corporate Social Responsibility）相關信息為主的網站「CSR Archives」上，足達英一郎介紹了 2004 年 12 月 16 日《紐約時報》對中國「日企一萬人罷工」事件的報道。其原因之一是「每天工作 11 小時（包括經常性的 3 小時加班），而每月基本工資才 484 元（折合日元 6000 元左右），工人們對此十分不滿，從而爆發罷工」。

隨着全球化的不斷發展，不僅在生產過程中，就是在事務性工作和流通過程中，也在進行着業務和功能方面的國際統合與分工。結果，在美國出現了「離岸」（offshore）現象——軟件開發、電話客服中心（消費者電話問訊受理處）、會計、法律等業務不斷遷到國外，引起了爭議。其中，印度對電話客服中心的貢獻很大。與美國人相比，印度人的工資低廉，工作時間長，還能熟練使用英語。如果是用日語對話或許行不通。然而，《朝日新聞》（2004 年 7 月 20 日晚刊）報道說：「因為中國人工費用低廉，日本企業在中國設立了大

量日語電話客服中心。」據說這些客服中心設在大連，錄用日語嫻熟的學生。這也是全球化的典型案例之一。

推動全球化的主要引擎之一是信息通信技術。下面一章將就信息通信技術對現代企業和勞務產生的衝擊進行論述。

第二章　家裡家外都變成了職場

—— 信息資本主義的衝擊

信息革命讓工作量增加、工作時間延長

電腦、互聯網等新型信息通信技術不僅是社交工具，也是生產工具。不論在工廠還是寫字樓，人們曾經期待這些新技術能夠減少工作量、縮短工作時間。然而現在，可以説它們的存在反而令工作量增加、工作時間延長了，其原因如下。

第一，一方面，新型信息通信技術催生了從事信息系統開發與應用的新型專業人員和技術人員；另一方面，它也從多重意義上造成了工作或業務的標準化和簡單化，使就業形式更趨多樣、外包業務更易操作，這樣，多數正式員工便可為非正式員工所取代。結果，很多員工失去了向來穩定的工作，雇傭關係也變得愈加不穩定了。

第二，新型信息通信技術是減輕、省去工作量的強有力的工具，然而它同時也加速了業務運轉、加劇了時間競爭，商品和服務種類多樣化，經濟活動出現了無國界和 24 小時化的趨勢。

所以，不論從整體上看還是就個人而言，工作量並未減少，反而是增加了。

第三，按理説，新型信息通信技術能夠加快業務處理速度並縮短工作時間，然而，因為網絡將工作時空和生活時空連接在了一起，工作時間就有可能無限延長。如今，企業員工就算不在單位而

在家裡，公司和顧客也能通過電子郵件和手機把員工拉回工作狀態。在公司，電子郵件堆積如山，員工費盡九牛二虎之力處理完後，回到家又有一大堆郵件等着處理。

第四，新型的信息通信技術雖然是社交和處理信息的便利工具，但一旦它們進入企業環境，卻容易給人們帶來各種壓力和健康問題。信息技術日新月異，員工不得不去適應它，於是形成了「不能被信息時代所淘汰」的強迫觀念。企業員工長時間盯着電腦等播放器的顯示屏，容易出現眼睛疲勞乾澀、腰痛、肩周炎等 VDT（Visual Display Terminal，視覺顯示終端）障礙症狀。

工業革命場景重現

按理說，技術進步應該減輕工作量、縮短工作時間，然而，實際上它卻增加了工作量、延長了工作時間。這一狀況並非始自今日。18 世紀後半期至 19 世紀前半期，英國發生了工業革命，在某種意義上，當時的情況和今天我們所看到的有相似之處。

在工業革命過程中，工廠引進並普及了大機器生產，每小時的產量有了飛躍性的提高，但工人的工作時間卻並未減少，生活狀態

也未得到改善。不僅如此，由於實現了機械化生產，很多工作不再要求男性勞動力擁有熟練的技能，工匠靠工具和手藝吃飯的時代一去不復返，從前多少還可以技藝為本錢，和老闆討價還價，如今也不行了。此外，由於機械化的普及，工廠開始大量招聘工資低廉的女工。為了生計，有的家庭甚至讓孩子在工廠做童工。在這種情況下，因為擔心失業，工人之間的競爭加劇。這樣一來，在工會成立並致力於維持、改善工人的地位、崗位、工資和工作時間等工作條件之前，工人在工廠主面前便只能處於弱勢。

此前，工匠們雖然也要在老闆的指揮下幹活，但在某種程度上還是可以根據自己的意志掌控工作節奏。然而，在機械化經營模式下，工匠就淪為單純的體力勞動者，生產過程、生產工藝的管理權完全落入工廠主一方，工廠主能夠依靠機器這一新型技術體系延長工人的工作時間、增加勞動強度。

在進行機械化經營之際，為了節約投入機器的資本，要盡量讓機器長時間保持運轉。另外，由於更新的、性能更高的機器不斷出現，現在正在使用的機器有可能會在競爭中被淘汰。因此，必須加快機器的折舊，促進更新換代。基於上述原因，工廠在實行機械化的同時，也開始實行倒班工作制和夜班制，不分白天黑夜，工廠都在進行生產。即便是在本應為安息日的星期日，工人如果缺勤，也會以違反合同為由遭到廠方處罰。

在工業革命時期，由於機器的威力，一天的工作時間不再受自然或者習慣的限制，工人們自然而然地被迫一天工作 12 小時，每週工作時間甚至達到 70 小時。

然而，工作時間是受體力、精神狀態、家庭情況和社會環境限制的，超過一定的限度就不能再延長了。人類以一天 24 小時為週期生活，每天都需要一定的時間睡覺、休息、吃飯、洗澡，等等。另外，還要有一定的時間用於社交、文化活動、教育、讀書、娛樂和運動。若要經營家庭生活，還需要有育兒、做飯、洗衣服、打掃衛生、購物等做家務的時間。如果沒有一定程度的自由時間，就無法參加社區活動、社會活動和政治活動。如果超過限度地工作或者被迫工作，勞動者的健康狀況會急速惡化，精神也會受到損害，最壞的情況下家庭和社會都將無以為繼。

英國政府為了避免工人因超負荷工作而損害健康，從 19 世紀 30 年代開始通過法律手段限制並縮短工作時間。從那時起一直到今天，英國始終在這條道路上大步前進着，本書第五章將詳細論述這一過程。總之，如果工作時間過長，要求過正常人生活的呼聲將會在勞動者之間蔓延，並引起社會認識的變化。

隨之，勞工組織將提出相關要求，政府也將着手調整與工作時間相關的法律制度，或早或晚，縮短工作時間勢在必行。這是筆者的看法。

「電腦之子」麥當勞

信息技術革命始自計算機革命。20 世紀 80 年代初，電腦在家庭中的使用還處於萌芽階段，在企業中的應用卻已遍及工廠和寫字樓。芭芭拉・格爾森在《電子剝削工廠 —— 電腦是如何將未來的辦公室轉化為過去的工廠的？》（1988 年，無日譯本）一書中對電腦時代的辦公室做了這樣的描述：

> 樂天派的專家們曾經斷言，辦公室電腦象徵着後工業時代的到來。它們消除了千篇一律的勞動，使我們都成了腦力勞動者。但是，一跨進辦公室大門，你就能看到並排坐着敲擊電腦鍵盤的女事務員。她們的工作早已程式化，與在工廠做組裝一樣單調乏味。

據格爾森說，從過去的產業革命到科學管理方法（即通過研究時間和動作來提高生產效率的方法），近代經營管理原理的實質就是將勞動過程中的管理權和決策權轉移到更高一級組織，將熟練工人轉化為非熟練工人。如今，同樣的原理被應用到了寫字樓辦公室的白領階層身上。也就是說，在引進電腦的同時，白領階層逐漸被

轉化為不用花錢培訓的、容易替代的、非熟練的、廉價的、低專業性的勞動者。

基於這一認識，格爾森在《電子剝削工廠》中最先提到的是代表快餐領域「臨時工產業」的麥當勞。1988年，麥當勞聘用了近50萬名（現在達到100萬名）十幾歲的年輕人。當時，人們的工資水平較低，含有漢堡包、炸薯條和可樂的一份套餐價格為2.45美元，（而上述年輕人的）工資為每小時3.35美元（2005年高中生大約是每小時6美元，相當於700日元左右）。雇傭方以較為彈性的上班時間吸引應聘者，實際上卻對時間要求相當嚴格。

員工稍微遲到一會兒就會被炒魷魚，公司若要求延長工作時間或者加班，員工則不能拒絕。因為是時薪很低的臨時性工作，很少有人長期在這裡幹。在麥當勞工作一段時間後辭職的美國人約有800萬人，達到全部勞動力的7%。

據格爾森說，如果沒有電腦，這種「臨時工產業」就不會存在。要想把麥當勞引以為傲的薯條炸成金黃色然後端給客人並結賬，應該炸到甚麼程度、如何量化、如何迅速計算、工序如何程式化等難題都要靠電腦來解決。工序徹底程式化，員工沒有任何進行猜測、自主判斷或擅自解釋的餘地。

喬治‧理查在《麥當勞化的社會》（正岡寬司監譯，早稻田大學出版部，1999年）一書中列舉了麥當勞開發的一些裝置：其一，當杯

子裡的飲料盛滿的時候，感光器就會啟動，自動停止軟飲分配機；其二，炸薯條機器人在過濾網中放上要炸的東西，炸好之後，感光器會向系統發送信號，然後機器打開過濾網，烹調時還可以晃動過濾網。據理查所言，這些機制的目的都是不讓員工有自行判斷和決定的餘地，讓人像機器人一樣地工作。

不消說，數量龐大的加盟店、直營店的銷售額和進貨管理也要用電腦來進行。

今天的高科技企業和外包業務的擴大

由於電腦技術不斷發展，產生了為數眾多的新型專業技術人才，有的從事電子線路、周邊設備等硬件的開發和應用，有的從事軟件、程序的開發和應用。然而，如今，高科技帶來的不僅僅是道拉克所說的擁有專業知識的腦力勞動者。由於電腦和互聯網技術不斷發展，聘用方式漸趨多樣化，業務外包也變得相對容易，於是產生了為數眾多的非熟練工人，很多正式員工也可以用非正式員工替代。結果，許多勞動者失去了向來穩定的工作，雇傭關係也變得越來越不穩定。

小時工、兼職員工、派遣制員工等非正式員工人數不斷增加，這一現象在今天的高科技產業領域也很常見。在高科技工廠雲集的硅谷，企業多採用業務外包形式。克里斯·本納和艾米·迪恩對硅谷工程組織的相關研究表明，早在 20 世紀 80 年代，硅谷就將維護大樓、建造公園等周邊業務承包給了外部人員；在 20 世紀 90 年代，工資核算、人事管理、生產製造等工作都被承包給外部人士來做。其中，發展最快的是製造部門的業務承包。20 世紀 90 年代末，某電腦公司從外部籌到八成以上零件、軟件、服務等業務所需要的經費。

　　承擔外包業務的多數勞動者是以個人承包形式工作的、工資低廉的外來移民。他們沒有任何保障，經常在自己家裡以每小時 5.15 美元以下的計件工資從事電路板的組裝工作。

　　在美國，個人承包者也被稱作「獨立契約人」(Independent Contractor，簡稱 IC)，據「勞動力調查」(CPS) 統計，截至 2001 年，這一人群數量達到 858 萬人，佔全部勞動力的 6.4%。

　　一方面，所謂 IC 能充分利用自己的專業技能，從事比較自由的工作，因而備受歡迎。另一方面，即便形式上是個人承包或者獨立契約，能像個體戶或者自由職業者那樣，不受時間和勞動合同限制、通過專業技能和知識獲得高收入的人仍是少數。從工作方式和薪金報酬來看，毋寧說獨立契約者多數是低工資勞動者。最重要的是，儘管

實質上是「雇傭契約」，但雇主為了逃避勞動基準和支付津貼、保障最低工資等法律義務，以「個人承包」之名行「虛假聘用」之實的也為數不少。（仲野組子，《美國的非正式雇傭》，櫻井書店，2000年）

信息化導致日本也多採用非正式員工

最近，日本的派遣制員工和個人承包工作者人數猛增。據2001年的《勞動經濟白皮書》統計，1994年度，日本整個產業領域的派遣制員工數量約為58萬人，1999年度增加至107萬人（可推測實際人數遠高於這個數字，在2005年2月發表的厚生勞動省「2003年度勞務派遣行業報告統計結果」中，派遣制員工人數已達到約236萬人）。至於個人承包工作者，尚無正式統計數據，因為他們和派遣制員工混雜在一起，很難掌握具體人數，但可推定至少有幾十萬人。該人群所分佈的職業也是多種多樣，如各種專業技術職業、各種居家自由職業者、送貨人員、保潔、保安、銷售人員、出租車司機和卡車司機等。

派遣制員工、個人承包者等非正式員工聘用人數增加與信息通信技術的發展關係密切。這是因為，通過信息通信技術革新，許多

工作實現了標準化，許多業務被交給外包公司，以前正式員工做的工作，現在非正式員工也能勝任了。

其中，與信息通信技術關係密切的派遣制員工近年來人數增加最為顯著。據剛才提到的《勞動經濟白皮書》（雖然是稍早前的數據資料）統計，信息通信技術領域的派遣制員工人數是最多的，1998年，從事相關工作（軟件開發、辦公機器操作、辦公自動化教育）的勞動者佔所有派遣勞動者的46%。

在信息通信相關業務中最有代表性的是辦公機器操作業務和軟件開發業務。1998年，從事辦公機器操作業務和軟件開發業務的派遣制員工人數佔與信息通信相關派遣制員工人數的88%，佔所有派遣制員工的40%。另外，1998年，從事軟件開發業務的派遣制員工人數佔信息通信相關派遣制員工人數的10%。

在所有派遣業務當中，辦公機器操作業務不採用常規聘用制，而是採用註冊制；相對而言，軟件開發業務大多採用常規聘用制。

「無所不在的網絡」時代

假若所謂信息社會就是指人們廣泛使用能夠聯網的電腦和手

機，那麼當今社會名副其實地是一個信息社會。據日本總務省 2005 年版的《信息通信白皮書》統計，如圖 2-1 所示，截至 2004 年年末，日本的網民人數達到 7948 萬人，以 6 歲以上者為對象的人口普及率達 62%，與 1997 年的 1155 萬網民人數相比，增加了近 7 倍。2004 年年末，在 300 人以上的企業中互聯網的普及率為 98%，辦事處（5 人以上）的互聯網普及率達 82%。

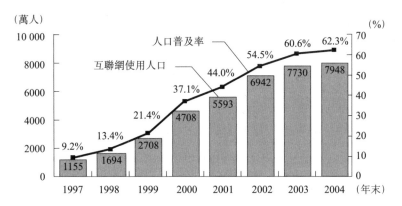

出處：2005 年版《信息通信白皮書》

註：2004 年末的人口普及率（62.3%）是用 6 歲以上的網民數 7948 萬人除以該年 10 月的總人口估算值 1 億 2764 萬人得出的數據。

圖 2-1　日本互聯網普及率的變遷

　　DSL（數字用戶線路，Digtal Subscriber Line）、有線互聯網和光纖互聯網等高速信息線路被統稱為「寬帶」。截止到 2004 年年末，在所有能夠從自己家裡通過個人電腦聯網的家庭中，使用寬帶的家庭佔 62%，是 2000 年年末（7%）的 9 倍。

考慮到普及率，正如 2004 年版《信息通信白皮書》指出的那樣，「無所不在的網絡」——通過各種終端（個人電腦、手機、遊戲機、電視等），在各種場合（單位、家裡，甚至路上），「隨時、隨地、任何人」都可以使用，能夠自由自在地交流信息——正一步步變成現實。正因如此，可以說信息通信技術取得的進步不僅改變了企業活動和人與人之間的交流方式，也在很大程度上改變了人們的生活方式和工作方式。

ITU（國際電氣通信聯盟）公佈的測算顯示，截至 2003 年年末，世界各地的互聯網用戶約為 6 億 8757 萬人。據推算，1992 年全世界互聯網用戶約為 1000 萬人。也就是說，互聯網用戶在 10 年間增加了近 70 倍。這無疑是互聯網飛躍性發展的黃金十年。

20 世紀 90 年代後半期，以被稱作「.com 企業」的風投公司為中心，互聯網相關企業股價大漲，出現了「網絡泡沫」現象。儘管在 2000 年上半年，與網絡相關的股票暴跌，網絡泡沫被擠破，但在某種意義上，這也是信息技術進步正在逐漸改變世界的徵兆之一。

從互聯網用戶數來看，世界互聯網普及率因地區不同而參差不齊。大致而言，高收入國家和低收入國家在信息通信技術的應用上存在着巨大差距，這意味着國際上的「信息不對稱」是一大問題。需要指出的是，雖然各國人均收入和實際工資水平相差較大，但這種差距並未原原本本地反映在互聯網使用的差距上。有時雖然收入

水平沒有排在世界前列，但是工業化速度較快的國家和地區互聯網普及速度也會加快。

據 2004 年版的《信息通信白皮書》統計，對各國（地區）的寬帶普及情況進行比較後可知，2002 年，寬帶簽約數的前十位國家（地區）分別是美國、韓國、日本、加拿大、德國、台灣、法國、英國、荷蘭和香港，日本排第三位。但是，如果按照寬帶人口普及率來算，順序則分別是韓國、香港、加拿大、台灣、丹麥、比利時、冰島、瑞典、日本、荷蘭。日本排位降至第九位。

中國的信息化發展十分迅速。據中國互聯網協會統計，2003年年末，中國的互聯網簽約客戶數為 7950 萬人，僅次於美國，居世界第二。另外，據中國信息工業部統計，2003 年 10 月，固話簽約客戶數為 2 億 5514 萬人，手機簽約客戶數為 2 億 5694 萬人，可見手機普及的勢頭很迅猛。

迷戀手機和電子郵件的日本大學生

據上述 2005 年版《信息通信白皮書》統計，截止到 2004 年年末，日本的手機簽約客戶數達到 8700 萬人。從 1995 年年末至 2000

年年末，簽約數從 1020 萬人增至 6094 萬人，年增長率為 43%，是一個很高的數字。但是，從 2000 年年末至 2004 年，簽約數由 6094 萬人增至 8700 萬人，年增長率僅為 9%，2001 年以後，簽約客戶數的漲勢已大大放緩。也有人因此便認為手機市場已經接近飽和，無力增長了。

手機在大學生之間的普及率接近 100%。關西大學的學生部於 2000 年度進行了「學生生活實際情況調查」（為舊數據），據稱，（該校學生）手機擁有率為 95%，電子郵件使用率為 77%，個人電腦擁有率為 79%，互聯網利用率達 68%。順帶一提，大東文化大學的學生部（學工部）進行了 2003 年度的「學生生活問卷調查」，發現（該校學生）手機擁有率為 93%，和關西大學的調查結果相差不大。不過，其中手機郵件功能的使用率高達 91%。近來，就是朋友之間也越來越多地用郵件互相聯繫。

由於從關西大學獲得了駐外調查的機會，2001 年 4—9 月，我在紐約市住了一段時間。雖然美國的手機歷史更長，但在 2001 年，日本手機的普及率已經高於美國，現在也仍然比美國高。然而，和日本相比，（在美國）在地鐵、街頭或者大學裡用手機打電話的人並不多，他們使用的也大都是黑色的、較為樸素的機型，幾乎看不到花哨的顏色。這給我留下了深刻的印象。尤其是在大學裡，很少看到學生用手機。我向當地人詢問原因，有人回答說是因為開始的新鮮勁兒

已經過去了，有人說學生們忙着做作業、上課，有人說用自己的電腦就可以發郵件，還有人說對學生來說手機通信費用不便宜，等等。

另外，日本和美國最大的區別在於，不論是互聯網還是電子郵件，與日本人相比，美國人更多在電腦上使用。這一點不僅是學生如此。據 2005 年版的《信息通信白皮書》統計，手機用戶中通過手機上網的比例在日本為 79%，在美國僅為 32%。這一數據的來源是 2005 年 3 月進行的「有關網絡和百姓生活的調查」。從調查結果中日本和美國的電子郵件利用率可以發現，日本人使用電腦處理電子郵件的比例為 94%，使用手機處理郵件的比例為 88%，沒有太大的差別；而美國人用電腦處理電子郵件的比例為 96%，用手機處理郵件的比例為 12%，兩者相差懸殊。

日本大學生對手機和電子郵件的喜愛，幾乎超過對一天三頓飯的喜歡，正是「無論何時、無論何地」都在使用手機，尤其熱愛帶攝像頭的手機。我問學生，如果忘帶手機會有甚麼感覺？有的學生說「會很憂鬱」，也有學生說「比沒錢還難受」。

筆者授課時也做過調查，學生們說每月的手機話費和 PHS（Personal Handy-phone System，個人手持式電話）費用從 3000 日元至 30000 日元不等。2002 年，「Video Research」公司的一項調查顯示，按年齡層來分，每月手機話費和 PHS 費用花費最多的是 20 多歲的年輕人，約為人均 9500 日元。按花費的金額來分，65% 的人

集中在 5000 ～ 15000 日元。

如今，電腦、手機和電子郵件給人們的生活和工作帶來了很大的方便，成為通信的必需品。學生若沒有電腦、手機和電子郵件，甚至會找不到工作。然而，雖然現在的學生從小便以玩遊戲一般的心情來擺弄這些通信工具，對它們十分熟悉，但是，一旦參加工作，它們帶來的卻未必都是方便。

近年來，學生在找工作的時候，大多通過互聯網報名（索取資料）並提交應聘申請表（個人簡歷表）。企業通知學生面試、給學生發錄用通知也大多通過手機進行。

出版過《朋友們都比我過得好》（幻冬舍）等作品的專欄作家上原隆採訪了正在求職的女性學生，並將這些記錄以微型小說的形式發表在幻冬舍的網絡雜誌上。作者在其中描寫道：最近有很多公司從大學三年級的 11 月份就開始召開錄用說明會，第二年 2 月份達到高峰。到了 4 月份，漸漸開始有拿到錄用通知的學生。

一名大四女生到 6 月為止總共參加了 42 家公司的說明會，接受了 25 家公司的考試，卻尚未接到一份錄用通知。

錄用通知是通過手機電話或電子郵件來傳達的。一到通知日，這名女生每隔一小時就要通過電腦檢查一下郵件，外出時也總拿着手機，盡量不去手機信號服務區外。每到傍晚 6 點，就會心想「啊，沒考中啊，結果還是沒有通知」，心情就此陷入低谷。

因為發生了這些事情，3月份，她得了急性胃炎；5月份又患上了抑鬱症。這些都是因為收不到錄用通知，求職壓力太大造成的。不過，不可否認的是，在求職階段，通過通信工具隨時與想去的單位保持「聯繫」，這也是導致她壓力倍增的原因之一。

自從有了通信工具，家裡家外都成了職場

一旦踏入企業社會，就再也說不出很喜歡手機和電子郵件這種話了。在那裡等待我們的就是這樣一個世界。

前面我們曾提到弗雷澤的《令人窒息的辦公室，被迫工作的美國人》，這本書是這樣開場的：吉瑪是一名負責市場營銷的女性管理人員，她每天從紐約市中心的中央火車站乘坐下午5點29分的列車返回位於郊區斯卡斯代爾的住宅。羅納爾多·多爾在他的近作《勞動的本質》(中公新書)中也介紹了這個場景。

她每天下午5點離開辦公室，卻並非為了享受5點後的下班時光。因為家裡有小孩，所以只能5點鐘下班。但是，即便離開了辦公室，工作也還沒結束。乘車的時候，她要往自己的辦公室打電話，還要用手機一個一個回電話。回到家，吃完晚飯，在孩子寫作業或

者看電視的時候，要查看語音郵件，再回很多個電話，還要經常處理與工作有關的傳真。在投資銀行工作的丈夫也常常坐在家裡的電腦前，在睡覺前工作好幾個小時。

弗雷澤（在書中描述自己）從吉瑪口中聽到這些事，並附上了三年後——在書中最後一章——對吉瑪的再一次採訪。吉瑪說，兩三年前，她還有時間出去買午餐吃的三明治，回來之後可以和同事一起在會議室裡吃。如今卻連這個時間也沒有了，只能坐在自己的辦公桌旁，一邊吃一邊打電話。不被電話打擾的時間只有短短一瞬——列車出了中央火車站，要過一段時間才能從地下鑽出來，也就是在這段時間裡，即便想用手機也用不成。

《令人窒息的辦公室》第四章主要講述了信息通信新技術給工作方式帶來的影響。在辦公室和住家都能使用且能聯網的電腦、筆記本電腦、電子郵件、手機、傳呼機、電子筆記本等通信工具創造了「24×7」（一天 24 小時，一週 7 天）的商業工作制。如果沒有這些通信工具，員工是無法滿足公司要求的。

弗雷澤在書中說，在 20 世紀 90 年代後半期，據推算有 700 萬美國人即便不坐班也要定期查看跟工作有關的電子郵件。全球最大的互聯網供應商「America Online」公司指示員工，只有法定節假日的前後三天（三連休）屬於「E-mail Free Day」，其間員工可以不必查看電子郵件。也就是說，公司會在法定節假日以外的週末發送工

作相關的郵件，員工當然應該經常查看。

「浪漫的夜晚也白白斷送」

　　1994 年 11 月，距今二十多年前，《日經電腦》上一篇題為「無論在家還是在外，被信息網覆蓋的美國人都像工蜂一般忙碌」的文章介紹了美國《信息週刊》(*Information Week*) 雜誌上的一份調查報告。據這份報告稱，有 90% 使用便攜式信息終端的人表示「工作時間增加了」；66% 的人說「和朋友、家人在一起的時間減少了」；84% 的人說「在規定的工作時間以外也在工作」。該報告指出：「很多人因為傳呼機、手機和調制解調器的存在而被工作拴住，一週要工作 60 個小時。」此外，這份報告中還包含了「縮短工作時間的工具令人大失所望」「再也不能按時下班」「浪漫的夜晚也白白斷送」等小標題。自這份報告發表以來已經過去二十多年的時間，事到如今，日本也不能再置身事外了。

　　我們再來看一下日本的情況。2002 年 3 月 28 日，ITmedia 公司的網站上登載了一篇題為「電子郵件地獄？」的報道。這篇報道稱其使用的數據是市場調查公司「Gartner Japan」經調查後提供的，文

中指出：普通員工平均每天收到的電子郵件數為 61.5 封，用於處理電子郵件的平均時間為 1.7 小時，加上打開附件、操作應用軟件的時間約為 4.2 小時。坐在電腦前的時間大概為 6.8 小時，其中約有六成時間都與處理郵件有關。另外，據該調查報告統計，回答者中有 76% 的人是在回家後處理電子郵件，80% 的人是在自己家裡處理電子郵件（包括休息日），11% 的人是在上下班途中處理電子郵件。

2003 年，Internet.com 公司與 Inforplant 公司合作，從日本全國範圍內選擇了 300 名在各種工作場所使用電子郵件、手機的互聯網用戶為對象進行了調查，發現其中有 139 人（46%）在正月、孟蘭盆節以及其他法定假日也查看電子郵件（47 人），或一邊走路一邊打手機（92 人）。

2004 年 4 月，日經 BP 公司的商務信息網站「手機 On Business」的編輯部以該公司 IT 綜合網站的註冊讀者為中心進行了問卷調查，結果發現因為工作關係而使用手機的人在 3389 名問卷回答者中佔到了 78%，其中為了公司內部聯絡而使用手機電子郵件功能的佔 55%；另外，在處理公司業務時，不使用公司終端設備而使用個人終端設備的人佔到 61%。

在以日本白領階層正式員工和管理人員為對象的調查當中，最引人注目的是「IT 工作和職場結構所受影響的調查」（2003 年 5 月發表），2002 年 5 月由聯合總研（聯合綜合生活開發研究所）進行。

此項調查的對象總數為 4025 人，包括 2025 名聯合工會會員和由 Diamond 公司從數據庫中隨機抽選的 2000 名管理層人士，從中得到 1543 人的回答，有效回收率為 38%。

調查結果顯示，在職場使用個人電腦的比例達回答問卷人數的 99.4%（互聯網接通率為 96.8%），也就是說，幾乎所有人都在使用個人電腦。其中，有 87.9%，即接近九成的人都在使用「個人專用的電腦」。

這項調查還表明，IT 化程度越高的企業，「工作範圍（職務領域）」越廣，「工作量」越大，「工作速度」也越快。在家裡也讀、寫工作郵件的人，工作時間也會相應增加。

上述調查結果表明，和美國一樣，日本也已進入沒有互聯網、手機和電子郵件就無法工作的時代，人們無論待在家裡還是出門在外，都無法逃離職場。

最近，由於超負荷工作和工作壓力造成的過勞自殺事件有增無減，這與家裡家外都變成職場的情況不無關係。寫到這裡，筆者想起了 NHK（日本國家廣播電視台）《聚焦現代》節目製作的一期特輯，名叫「30 多歲的人急速增加的過勞死和過勞自殺」（2002 年 10 月 16 日播放），該節目對最近 5 年內過勞死、過勞自殺者的 67 位遺屬做了問卷調查並進行追蹤採訪。其中講到一名負責空調維修的男性員工，因工作極端忙碌，最後勞累過度而死。據說他的手機經常

接到工作相關的電話，上司還對他說：「手機要是打不通就扣你錢。」

技術壓力 —— 不安症和上癮症

美國臨床心理學家克萊格‧布羅德所著《技術壓力》（池央耿、高見浩譯，新潮社，1984 年）一書，研究了電腦對工作的影響，是一部不可忽視的經典作品。

網站「IT 術語詞典」就「技術壓力」一詞作了如下解釋：「是由使用電腦而引起的神經失調症狀的總稱，指由於不會使用、不能夠適應電腦而對技術產生的不安，或由於習慣使用電腦而產生的過分依賴。」上述詞典進而對「技術不安症」和「技術依賴症」作了闡釋。

「技術不安症」：儘管不擅長操作，但卻硬着頭皮使用電腦，結果倍感壓力，甚至身體狀況也受到了影響。具體表現為心跳加速、呼吸困難、肩周炎、眩暈等自律神經失調症狀，甚至會得抑鬱症，這在因工作而不得不使用電腦的中老年白領階層中較為常見。

「技術依賴症」：是指因為不加節制地使用電腦導致的失調

症狀，沒有電腦就渾身不自在，感覺和人交往很麻煩，此症狀多見於年輕男性電腦愛好者。

上述網絡詞典是以布羅德的《技術壓力》為依據的，讓我們先來看看他是怎麼說的：

電腦最吸引人的地方是那快得令人難以置信的速度。電腦能夠在瞬間準確地完成工作，於是我們期待它能縮短工作時間，讓工作本身變得輕鬆，給予我們更多的閒暇。誠然，電腦能夠縮短每個個體的工作時間，但整體上的工作量反而增加了。過去一天才能完成的工作，今天只需幾小時甚至幾分鐘就能完成，人們的時間觀念被極度壓縮，發生了巨大的變化。

醫院行政人員被淹沒在電腦打印文件堆成的小山裡，保險公司職員敲擊電腦鍵盤的次數會被自動統計。對這些人來說，電腦是造成壓力的罪魁禍首。至於那些使用電腦進行創造性工作的人，比如用光筆和 VDT（Video Display Terminal，影像顯示技術）設計建築物的建築家們，還有進行模擬飛行的航空工學技術人員，電腦也並未給他們的工作帶來變化或者平衡。

在辦公室職員中，因為電腦的普及而受到影響最大的是粉領

階層（屬於女性的職業種類和領域）。由於實行了辦公自動化，她們的工作被細分為數個子程序，因為難度下降，工資也隨之降低了。

因為時間感覺被扭曲，經營者也和處理日常雜務的一般員工一樣患上了「電腦依賴症」。時間被電腦壓縮、加速，一天、一小時、一分鐘的意義和從前截然不同了。日程安排得過緊，管理層和一般員工一樣，都在為了工作而疲於奔命。如今，公司高層在出差或者休假途中也要打開電腦，閱讀下級呈上來的報告、參與各項決策。商用便攜式電腦一經問世便大受歡迎，因為使用這種電腦可以在晚飯後和週末處理工作上的事情，實質上是變相地延長了上班時間。

乍看之下，布羅德的《技術壓力》一書是從電腦技術層面開始論述的，其實，他的文字處處強調「工作量過大」和「工作日程過密」，這一點不容忽視。從這個意義上來說，正如山崎喜比古指出的那樣，「技術壓力」的根本原因是「過重的工作壓力和長時間過密勞動」產生的「法向應力」（normal stress，物體由於外因而變形時，在物體內各部分之間產生相互作用的內力），小倉一哉和藤本隆史對這一觀點進行了驗證。

軟件開發現場：「加班理所當然」「假日也要工作」「抑鬱症患者劇增」

布羅德在其《技術壓力》一書中指出：使用 VDT（視覺顯示終端）會導致眼睛疲勞和脖頸、肩周、手腕疼痛等不適症狀，不可小覷。早在該書出版前二十多年，此類症狀主要出現在被稱作「VDT 操作者」的勞動者人群中，而今天，這一健康問題已經擴展到所有職場白領員工的身上了。

前文提到，聯合總研曾做過一項題為「IT 工作和職場結構所受影響」的調查，對 IT 相關工作頻率、IT 工作負擔量以及按照世界衛生組織（WHO）的精神健康調查表而製作的整體健康狀況問卷調查表 GHQ（General Health Questionnaire）的數據進行了分析，得出的結論是 IT 相關工作頻率越高的人、在 IT 相關工作中越是感到有負擔的人，其精神健康程度越低。

日本厚生勞動省針對 14000 名（有效回收率為 71%）辦公室人員和銷售部門人員進行的調查「平成 15 年（2003 年）技術革新和勞動的實際情況調查」（2004 年 8 月發表）顯示，因為使用電腦等機器導致精神疲勞、壓力的比例在一般員工中為 35%。按照平均每天的 VDT 作業時間來看，作業時間越長感到精神疲勞的比例越高，如果

作業時間在 6 小時以上，這一比例會達到 42%。

在 VDT 作業過程中，感到有身體疲勞或類似症狀的員工比例，比感到有精神疲勞或壓力的員工比例要高，達到整體的 78%。身體疲勞的具體表現為：眼睛疲勞、疼痛，佔 92%；頸椎痛、肩周炎，佔 70%；腰部疲勞、疼痛，佔 27%。

既然在現實生活中，連信息技術的使用者都出現這樣的狀況，可想而知，軟件開發人員的工作是多麼辛苦。在與互聯網工作相關的網站上，有個叫「編程者 SE」的網頁，上面充斥着「好累」「拚體力的活」「真想好好睡一覺」「加班天經地義」「假日也要工作」「數碼土木工」（即 IT 技術員，是一種帶戲謔意味的網絡用語，相當於中文裡的「程序猿」「IT 狗」「碼農」等）「過勞死多發」這樣的字眼。

《日經商務》2005 年 4 月 25 日刊出一期名為「汽車、鐵路、電機質量崩潰」的特輯，其中一篇名為「令人疲憊的工作現場，『快要不行了』」的文章，以一家配合開發商參與競爭的軟件外包公司為例，現場報道並分析了其員工的工作情況。

這則報道的依據是日本經濟產業省實施的「平成 15 年度特定服務行業實際情況調查」（2004 年 11 月公佈）。據這份調查統計，「信息服務業」的年銷售額達 142000 億日元，從業人員人數為 567000 人，有 7400 家公司，50 人以下的公司佔整體的 60%，超過 500 人的公司僅佔整體的 2.5%。上述報道就此解釋說：「日本軟件開發行

業的整體結構呈金字塔形,一小撮大公司下面掛着無數小承包公司,底邊非常大。」

在這一金字塔底邊從事軟件開發的員工的境遇相當悲慘,「工作任務增加了,卻不增加人手,工作堆積如山,只能在深夜和休息日加班」—— 這就是他們的工作方式,或者説是被迫工作的方式。寫這篇報道的記者在其採訪記錄中表示:軟件開發第一線「抑鬱症患者劇增」。造成這種情況的導火索正是長時間加班。本田(化名,46歲)是一位資深編程人員,在東京都內一家員工人數為50人的軟件公司工作,對他來説每月加班50個小時是家常便飯,快到交貨期的時候還會超過100個小時。

他所在的公司從事手機軟件開發。手機終端設備競爭激烈,每年都有很多新機型問世,隨之增加的眾多新功能使軟件變得越來越複雜。臨近發售卻突然改變樣式的事情也不少,「每當交貨期快到的時候,底層軟件公司就得加班,節假日不休息,甚至幾天幾夜不睡覺地幹」。同時,他們還不得不與人工成本比日本低很多的中國和印度的軟件公司競爭。這就是日本信息服務產業第一線的情況。

第三章　被消費改變的雇傭與勞動

—— 消費型資本主義的陷阱

消費型資本主義的產生

按照經濟學的一般原理，勞動者根據雇主提供的工資率（每小時工資）可以自由選擇工作時長。如果勞動者的工資率低，為了增加收入，可以犧牲閒暇時間，增加工作時間；如果工資率足夠高，就可以減少工作時間，享受更多的閒暇時間。

如果這個觀點正確的話，一般來講，隨着資本主義的發展，全國勞動者的平均工資增加的話，工作時間就會逐漸縮短。另外，就同一國家的同一時代而言，一般來講，低收入勞動者比高收入勞動者的工作時間要長。然而，現實生活中卻並非如此。二戰後長期以來，日本經濟發展迅速，人均國內生產總值和人均收入在世界上名列前茅。然而，即便是在今天，日本人的閒暇時間或自由時間也是發達國家裡最少的。

一直到 20 世紀 80 年代初，美國人的工作時間大體上呈緩慢減少的趨勢，之後，由於經濟停滯甚至衰退，人們的工作時間反而開始增加了。在 20 世紀 90 年代，儘管美國經濟從長期的停滯狀態中掙脫出來，出人意料地走向了繁榮，但人們的工作時間卻仍在不斷增加。

從收入和職業來看，工資率越高工作時間越短、閒暇時間越長

這一說法也是與現實不符的。日本總務省公佈的「勞動力調查」顯示，2004 年，在日本公司長期雇傭的員工之中，「幹部」的工作時間為 2404 小時，一般員工的工作時間為 2304 小時。這恰恰與剛才的觀點相反，幹部比一般員工的工作時間還多 100 個小時。

在第一章我們講過，以職業而言，管理類、專業類、技術類工作者，以學歷而言，有大學文憑的人，以人種而言，白人 —— 也即中產階級上層白領 —— 的過勞現象最為嚴重。換言之，現實是不論美國還是日本，高收入階層比低收入階層的工作時間更長。

為甚麼會出現這種現象？朱麗葉‧B. 斯格爾從經濟社會學角度對這一問題進行了解析，對我們啟示良多。

她在《過度勞累的美國人》一書中，對美國長時間工作的實際情況及其原因進行了剖析，再度挑起了自 20 世紀 30 年代以來長期被人遺忘的關於工作時間的爭論。斯格爾指出，造成美國人過度勞累的原因是「工作與消費循環」（work and spend cycle）。

斯格爾所著《浪費的美國人》（岩波書店，2000 年，原作 1998 年），便是從勞動的對立面 —— 消費，來論述這一循環過程的。

在這本以美國社會「新型消費主義」為主題的書中，作者將現代社會稱作「消費社會」或「消費型資本主義」，其動力在於現代消費的競爭性。她指出，隨着資本主義的發展，勞動大眾的工資水平有一定程度的提高，以中產階級為核心形成了大眾購買力，以消費

為實現自我目的的浪費型生活方式成為大眾化現象，進而形成了消費型資本主義。從這個意義上講，美國和日本分別於 20 世紀 20 年代和 60 年代進入了消費型資本主義階段。

競爭性消費和「工作與消費循環」

　　正如斯格爾所説，每個人在消費方面都有攀比心理，都喜歡和別人比富、向別人炫耀。下述專著分別從不同方面對消費行為的這種特性進行了闡述：①凡勃侖的《有閒階級論》(1899 年)，論述了有錢人的「炫耀性消費」；②杜森貝利的《收入、儲蓄、消費者行為理論》(1949 年)，以「與 (鄰居) 瓊斯一家的攀比」為主題展開了議論。和凡勃侖所生活的時代相比，今天有越來越多的人加入了競爭消費的隊伍。此外，與杜森貝利的時代不同的是，今天的人們已不僅僅是在和鄰居攀比。

　　當今社會，人們進行社交和競爭的場所從狹隘的鄰里擴展至職場社會和健身房、美容院及各類為娛樂活動修建的商業設施。特別是隨着大量女性進入勞務市場，攀比消費之風擴大到社區外部，消費競爭被觸發的機會也就越來越多。不僅如此，與從前相比，模仿

別人、與人攀比已成為一種交流方式，與名牌意識相仿，這些行為變成了一種顯示自我身份和社會地位的手段。

如果一名工資不高的普通職員，開着價值 500 萬日元 (約合 5 萬美元) 的高級轎車，一般來講，與其說他是圖實用，倒不如說是講排場。有的人戴着價值幾十萬日元的勞力士，不是為了看時間，而是為了炫耀。

男人也好女人也罷，只要經濟上多多少少有些富餘，就會在吃穿用度的每一個方面攀比，自己用甚麼東西、在哪家餐廳吃飯、假期去哪兒玩、孩子在哪所學校上學，等等。現代消費的這一性質因廣告業和大眾媒體的發展而不斷被強化。人們看到電視劇中人物的生活方式，看到屏幕裡明星的穿著打扮，就會盡量向他們看齊。

在美國，已婚女性的全職就業率高，學歷和工資相當的男女結為伉儷的例子很多。因此，夫妻二人都是高薪資、有雙份收入的家庭正在逐漸增多。由於很多家庭都是雙職工，單職工或單親家庭的人看到富裕的鄰居去國外旅遊、到高級餐館就餐、在孩子的教育上大量投資，就算不情願，也會忍不住和鄰居攀比起來。

在這種消費環境下，人們不認為過樸素的生活是美德，為了得到想要的東西，哪怕工作再累、工作時間再長，也會通過加班或者回家工作，盡量多掙些錢。即便如此也還是掙不到足夠多的錢的話，就透支將來的收入，貸款或者用信用卡支付。要是有存款，也

可能零取出來花掉。而這麼一來，為了填補貸款和存款的大洞，就只有比以前更加努力地工作。

今天，不論在美國還是日本，多數申請自我破產的案例是貸款卡造成的：信用卡刷卡過度、陷入多重債務，最終被迫申請個人破產。根據最高法院公佈的數字，2003 年，自我破產申請人數刷新了過去的最高紀錄，達到 242 377 起。據說，這些人大半是因為還不起從信用卡或貸款卡借的高利貸而申請個人破產的。

消費主義既鋪張浪費也污染環境

說到 20 世紀 90 年代，正是美國個人消費活躍、經濟空前繁榮的時期。與之相對，日本個人消費低迷，經濟被長期蕭條壓得喘不過氣來。儘管如此，人們對名牌首飾、包、化妝品等奢侈品的追求卻一點都沒有減弱。

據 2003 年版的《通商白皮書》統計，法國高級名牌 Louis Vuitton 的日本法人「Louis Vuitton Japan」未受日本經濟狀況的影響，2002 年全年銷售額刷新了歷史最高紀錄（1357 億日元）。從 20 世紀 90 年代後半期開始，Chanel、Hermes、Versace、Louis

Vuitton、MaxMara、Dunhill、Giorgio Armani、Marc Jacobs、Cartier、Benetton 等國外名牌和大牌設計師就開始在大阪的心齋橋和西梅田等地大規模地開店營業了。

現在流行教育投資一詞,「投資」消費也存在競爭現象。在日本,家長們經常為這些事情煩惱:甚麼時候給孩子買電腦?要不要讓孩子學鋼琴、上鋼琴課?想讓孩子進有名的幼稚園和學校該怎麼辦?今天,教育資源與住宅相似,都是最高價的商品,家長們只有參與競爭才有可能得到它。

這樣的消費競爭從性質上來說,就像無限循環的履帶一樣,永遠得不到滿足。不僅如此,人們消費越多就越感到不滿足,越感到貧窮。究其原因,隨着消費的增多,慾望也在膨脹,想要的東西越來越高級,若以新的消費標準來衡量,就會發現已經滿足的慾望不過是其中很小一部分。這樣一來,人們為了滿足慾望,就不得不拚命地工作。

這樣的消費競爭不僅是為了虛榮和面子,也是為了滿足生活需要。若以這樣的觀點來看,那麼花大價錢去買不需要的東西就具有了浪費的色彩。說到底,消費是指為滿足需求而支出貨幣,而浪費性消費競爭會讓人為了盡可能多賺一分錢而拚命勞動,不管情不情願。掙了錢就花,為了消費而過勞,這就是斯格爾所說的「工作與消費循環」。

過度消費導致過度勞累。不論以個人還是以夫妻為單位來看，人們的工作時間都被延長，自由時間被削減了。結果，人們的家庭生活遭受了損害，PTA（Parent-Teacher Association，家長教師協會）也好，社區活動也好，都受到了影響，社區公共事業無法順利進行，進而危及社區生活的正常運轉。

　　現代消費主義對環境也是有害的。消費產生廢棄物，人們買的東西越多，扔掉的東西也越多。各位讀者的家裡大概也有幾台雖然沒壞卻再也用不到的文字處理機、個人電腦或者遊戲機吧。

　　消費主義的誘惑雖然與低收入群體無緣，但現實中，如果他們有了錢，也無法避免被捲入其中。如果經常買不起想要的東西，就難免產生無能、無奈、失落和絕望的感覺。這些感情最終將造成個人的不幸和社會性犯罪。美國是一個「上層中產階級」（upper middle）的國家，但我們不能忘記，它同時也是一個「窮忙族」（working poor）的國家，時薪非常低，低到有幾千萬人即便長時間工作，也不能滿足最低限度的生活需求 [戴維・K. 希普勒，《窮忙》（*The Working Poor*），2004 年，日譯版預定由岩波書店近期發行]。

　　在日本，即便是小時工、兼職員工等按小時計薪的勞動者，每週工作時間超過 40 小時的人也不在少數。「勞動力調查」對 2004 年年度平均工作時間作了調查，據稱，年收入在 100 萬～ 300 萬日元的階層中，每週工作時間在 40 小時以上的有 1094 萬人（佔所有

勞動人口的 22%）。比如，時薪為 850 日元的小時工和臨時工要想得到 200 萬日元的年收入，即便全年無休，一週也得工作 45 小時以上，一年工作 2300 多小時。如果他們僅僅靠自己的勞動收入維持生計，沒有其他收入來源的話，他們是無力參與上述消費競爭的。

「美好的交易時代」

由前述可知，消費型資本主義具有延長工作時間的傾向。

不僅如此，消費型資本主義還加劇了就業的不穩定性。羅伯特・B. 賴克在《勝者的代價 —— 新經濟的深淵和未來》（清家篤譯，東洋經濟新報社，2002 年，原版 2001 年）一書中對這一現象進行了極有價值的論述。

賴克曾於克林頓政府擔任勞動部長一職，在任期內，他整日埋頭於工作，既沒有和家人交流感情的時間，也沒有一個人獨處的時間。一天晚上，他打電話給小兒子說，在他睡覺之前回不去了，但是第二天早上會跟他說「早上好」。兒子卻回答說：「你回來就叫醒我，再晚也沒關係。」就這樣，賴克辭去了勞動部長一職，並根據自己的個人經驗開始深入思考：「我們為了收入而工作，若說我們

因此而變得富有，為甚麼我們的個人生活卻這樣貧乏呢？」帶着這一問題意識，羅伯特寫了《勝者的代價》。該書的中心思想濃縮在下面這段話中：

> 作為買方的我們越容易選擇更好的商品和服務，作為賣方的我們就越要吸引消費者、維持顧客、抓住機會、簽訂合同，並為此而拚命奮鬥。結果，我們的生活節奏也越來越紊亂。

這裡所說的「作為買方的我們」和「作為賣方的我們」，大多數是靠工資購買消費品的勞動者階層。正如賴克所說，我們既是消費者又是勞動者，現代社會使我們的生活陷入紊亂，但同時，我們也身處一個「美好的交易時代」。在互聯網、衛星通信、光纖等信息通信技術的推動下，經濟活動日益全球化，從前以商品為中心的經濟轉型成了以服務為中心的經濟，一個新的時代到來了。

賴克書中出現的「new economy」（新經濟，最初指「經濟週期消亡，經濟持續增長」，現在指「互聯網時代的經濟」），其原動力還是技術。在通信、運輸、信息工程領域，技術進步之迅猛令人眼花繚亂，銷售商之間展開了激烈競爭。所有的企業、所有的組織為了生存下去，必須銳意進取，不斷改革，削減成本、增加附加價值，提供更好、更快、更廉價的新產品和服務。因而，今天的消費者不論

身在何方，都能迅速買到世界上任何地方生產的、質量和價格都令人滿意的商品。

工作很辛苦，就業不穩定

　　新經濟讓人們的工作和生活發生了巨變。賴克談到，過去的經濟有三大特徵——「工資穩步上漲，就業穩定」、「勞動強度有限」以及「工資差距縮小，中產階級擴大」。今天情況卻完全不同了。穩定的工作只為一小部分人所擁有。一天 8 小時、一週 40 小時的工作制已經成為過去，取而代之的是一週 7 天 ×24 小時的工作制。永不休眠的全球化市場要求商務 24 小時化。如此一來，人們的工作時間就要延長，工作強度也會加大。

　　新經濟的諸多因素驅使着人們從事長時間勞動。賴克指出，由於技術革命的飛速發展，就業不穩定性增大，競爭日趨激烈，新經濟正是在這樣的背景下形成的。速度是抓住消費者的關鍵。人們為了挽留顧客、提高速度、降低成本，不僅追求更長時間和更大強度的工作，還傾向於雇傭兼職員工、派遣制員工等工作性質更加不穩定的員工。消費者為了更快買到更便宜、更好的東西而進行競爭，

同樣會導致勞動時間的延長和就業的不穩定。

貧富差距拉大，富裕階層和貧困階層在住宅、社區、學校及其他生活環境上的優劣分化越來越嚴重，金錢對人來說越來越重要，人們賺錢的慾望也越來越強烈，幾乎成了一種強迫症，這一切都助長了長時間工作制度的形成。要想錢夠花，必須多賺錢；要想多賺錢，必須多工作。

賴克指出，新經濟造成就業不穩定，工作時間加長，貧富差距加大，甚至還會導致家庭的崩潰和社區的解體。更令人憂慮的是，置身於這種社會環境裡，人們無法再過本分的生活。於是，為了緩和新經濟帶來的不公平和不公正、保障人們的正常生活，賴克提議採取各種改善措施。

就如何化解長時間工作給家庭生活帶來的危機，他提出了以下建議：其一，要求企業實行彈性化工作制度，讓員工有時間承擔家庭責任；其二，讓需要照顧老人或小孩的員工帶薪休假；其三，因為勞動者從事的工作屬於有償勞動，所以應建立制度，將勞動者本人必須負擔的育兒或看護老人的費用作為「必要經費」，從所得稅中扣除。

單從上述內容來看，賴克似乎是在主張縮短並限制工作時間。然而，由於曾在一個管制較為寬鬆的時期擔任勞動部長，他對工作時間的根本態度也是支持放鬆管制，而對於通過法律限制或者縮短

工作時間的做法，他是持慎重甚至消極態度的。其原因在於，賴克認為「美好的交易時代」能提供更好、更快、更廉價的商品和服務，這是無法放棄的；此外，人們要想享受富裕的生活，就必須長時間工作、賺更多的錢，為此便不得不放棄縮短工作時間的念頭。

以生產休閒服裝著稱的衣料公司優衣庫在中國設廠，利用低成本的優勢生產出低價格、高質量的商品，這樣的經營戰略對日本國內的工作時間和就業情況產生了重大影響。這個案例有助於我們理解賴克的觀點。如今，日本企業競相將工廠遷至外國，特別是中國等東亞各國，大企業在國外開展生產的比例超過三成。

日本企業在中國、泰國、墨西哥等工資低廉、勞動條件相對低下的國家生產商品，再進口到日本。這一點對消費者來說是非常受歡迎的，因為可以買到物美價廉的商品；但是對勞動者來說，就業機會減少了，工資也減少了，工作時間卻延長了，雖然消費品的價格有所下降，但總的來說仍是得不償失。

便利店和深夜營業

消費者不僅對商品的價格和質量有所要求，同時也追求便利

性，這也是導致工作時間延長、就業不穩定化的主要因素之一。

在這一點上，日本 24 小時營業的便利店和全國各地翌日達的上門送貨服務雖然給消費者帶來了方便，同時卻也對工作時間和消費生活造成了難以估量的影響。

這並非新出現的問題。便利店的深夜營業和翌日達快遞服務象徵著消費者對便利性的過度追求。過度的追求催生了「just in time」制度（所需商品在指定時間送達的服務方式），這種制度又催生了過度的服務競爭，從而妨礙了工時的縮短。20 世紀 90 年代初，國民生活審議會一份題為《構築重視個人生活的社會》的報告（日本大藏省印刷局，1992 年）就指出了這一點。

2004 年，日本經濟產業省公佈了「商業統計調查」，指出（全國）便利店總數（企業所屬）約為 43 000 家，年銷售總額約為 69 000 億日元，就業人數約為 64 萬人。最近，雖然在寫字樓、醫院、大學校園、賓館等地都能看到新的便利店開張，而且日本的便利店還開始進軍國外市場，但實際上日本國內的便利店增勢是有所放緩的。

2004 年，約八成的便利店都是 24 小時營業，但在 1991 年只有兩成，這樣看來變化還是很大的。24 小時營業的便利店之所以不斷增加，一是因為日本政府放鬆了對零售業的管制，二是因為人們的生活方式多種多樣，生活時間發生了變化。再來，夜間活動人數不斷增加與經濟活動 24 小時化互為表裡、相輔相成，也是造成上

述現象的原因之一。

便利店全年無休，24 小時營業，支撐這一產業的正是約佔便利店從業人數八成的小時工和兼職員工。便利店，顧名思義，其特點就是便利性，從白天到晚上，從晚上到早上，正是因為那些在不同時間段倒班工作、為數眾多的小時工和兼職員工，這種營業模式才得到保障。其實，不僅便利店實行「全年無休 24 小時營業」制度，近年來，超市、百貨店、快餐店、餐館以及其他零售業、飲食業和服務業也大幅度延長了營業時間。支撐這些行業的同樣是那些以小時工和兼職員工為主的、為數眾多的、不穩定的非正式勞動者。

雖然從超市中分化出了 24 小時營業的便利店，我們卻不能簡單地說一句「方便多了」。只要稍微動用一下想像力，就能明白在那裡工作的人們過着怎樣的生活（請參照序章中在超市工作的家庭主婦的稿件）。或者，看看下面這份稿件，你一定會心生疑問：「只要方便，甚麼都無所謂了嗎？」

我一個人生活，每天忙着上課、做課題、準備資格證考試，還要打工，一天的時間眨眼就過去了。晚上 8 點一過，冰箱裡總是空空如也。這讓我很為難，因為附近的超市都關門了。不過，最近新開了一家營業到深夜的超市，我很喜歡，經常去那兒買東西。

因為以前也在超市打過工，所以我知道，到了晚上，收銀員都會隨身佩戴防盜鈴，保安人員也會增加。此外，便利店和自動售貨機徹夜運轉，有人批評說，這樣一來夜間電力消耗量增大，給環境造成了負擔。深夜營業確實是件讓人高興的事，但真去了就會發現這個時間段店裡根本沒有幾個客人。這難道不是在浪費能源和資源嗎？不會誘發犯罪嗎？我一邊購物一邊思考。對經營者來說，這樣做也會增加人工費和成本，最後真的會有利潤嗎？（《朝日新聞》，2004 年 6 月 2 日，女大學生，京都市，20 歲）

快遞的便利性與過重勞動

與便利店和超市相似，快遞服務的經營優勢也在於方便。通過指定時間段的翌日送達服務，人們可以將快遞寄往日本國內幾乎任何地方，若是近距離快遞，則可實現當日送達。日本國土交通省「快遞服務業績」調查顯示，1985—2003 年，快遞（卡車運輸）的貨物件數從 4 億 9300 萬增長到了 28 億 300 萬（新郵局新郵包除外）。

除此之外，快遞服務也參與信件投遞，2003年度，信件投遞業務量達到13億4500萬冊。

快遞業以工作時間長而著稱，眼下雖尚無專門的快遞業工作時間統計，但公路貨物運輸業的工作時間可參考厚生勞動省的「每月勞動統計調查」：不包括無償加班在內，每月有償勞動時間達184小時，每年工作時間達2300小時（2003年平均值）。據日本總務省「勞動力調查」統計，包括無償加班在內的實際工作時間為每週50小時，每年2600小時。其中，男性員工的工作時間為每週53小時，每年工作時間達2700小時以上。在從事公路貨物運輸的男性員工中，僅就負責快遞收貨、送貨等工作的「銷售人員」而言，每週平均工作時間竟長達56小時，換算成每年工作時間約為2900小時（2004年平均值）。

2004年，所有產業的年平均工作時間約為1700小時。按照這個時間計算，快遞行業的加班時間為一天5小時，一週25小時，一個月100小時，一年1200小時。本書序章開頭曾提到，厚生勞動省指出：「若規定時間外勞動或假日勞動的平均工時超過每月100小時，或者在2～6個月裡，每月平均工時超過80小時，就屬於超負荷工作，可能會引發心腦疾病。」換句話說，這就是過勞死的警戒線。按照這個標準，包括快遞行業在內的公路貨物運輸業的「平均」工作時間已經超過了過勞死警戒線。勞動基準市民監察員網的

簡易諮詢版塊上有一份運輸公司員工之妻投來的稿件，這樣看來，其內容也是相當可信的：

> 簡單寫一下我丈夫一週的工作情況：每天 8 點半至 18 點，裝卸貨物，其間總共能在卡車裡休息一個小時左右；18 點至翌日 4 點，開車、裝卸貨物，其間能在卡車裡歇息一個小時左右；4 點至 8 點半，睡覺，偶爾睡到 9 點左右。每天如此。
>
> 簡單計算，他每天要持續工作 18 個小時（回家時除外）。最近他的睡眠時間減少了，昨天只睡了 2 個小時。工資計件，除社會保險等費用外，每月能拿到 23 萬日元左右。完全沒有加班費或深夜工作補貼。

不僅是快遞行業，超長時間的超負荷工作普遍存在於卡車運輸業中，導致司機過勞死或產生健康障礙。不僅如此，還屢屢引起交通事故，致使許多人喪生。即便不傷及人命，快遞行業為了追求全國各地翌日送達和近郊當日送達的便利性，而在生產線上採用「按時、及時」（just in time）的工作方式，在便利店採用多頻次送貨，這些都加重了交通擁堵，給人們的生活帶來了預料之外的不便。

2005 年 4 月 25 日，JR 西日本的寶塚線（福知山線）發生脫軌事故，造成 107 人死亡、500 多人受傷的慘劇。此次事故說明，JR

西日本公司在利潤優先原則的驅動下，為了競爭車速，在安排列車運營時刻表時沒有留有富餘時間，這是造成悲劇的主要原因。

不僅如此，乘客對這一模式並未表示否定，他們的時間意識和速度意識也相當成問題。列車乘客在生活中因過於密集的日程而奔波忙碌，對上班族來說，列車晚點可能會讓他們上班遲到，影響到開會和與客戶談業務，甚至使自己的信譽受損。不只鐵路公司，乘客也討厭富餘時間和列車晚點，整個社會都在要求速度。列車追求正點運行，不允許有一分鐘的誤差；快遞追求按時送達，一定要滿足客戶的要求。殊不知，這種服務恰恰是和安全、放心的保障背道而馳的。

發展迅猛的網購背後仍是體力勞動

以互聯網為主導的新經濟給商業活動帶來了巨大變化，同時也給人們的消費和工作生活帶來了巨大影響。

據 2005 年版的《信息通信白皮書》(總務省) 統計，有 87% 的網民表示「經常通過網絡收集商品信息」；在通過電腦上網的人群中，89% 的人有過網購經歷（包括網上訂貨、網上預約）；而有用

手機網購經歷的人僅佔 18%。近來，網購頻率大幅度增加，在通過電腦網購的人中，平均每人每年的購物金額達到 95 000 日元。

在通過網絡購買的商品中，數量最多的是「書籍、雜誌」（如圖 3-1 所示）。以網上書店亞馬遜為例，書籍、雜誌不僅種類齊全，而且從下單到送貨只需很短的時間，速度之快令人驚歎。

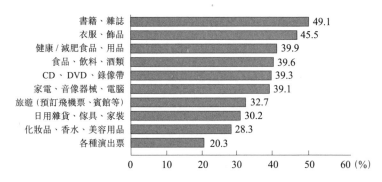

書籍、雜誌 49.1
衣服、飾品 45.5
健康 / 減肥食品、用品 39.9
食品、飲料、酒類 39.6
CD、DVD、錄像帶 39.3
家電、音像器械、電腦 39.1
旅遊（預訂飛機票、賓館等） 32.7
日用雜貨、傢具、家裝 30.2
化妝品、香水、美容用品 28.3
各種演出票 20.3

0　　10　　20　　30　　40　　50　　60 (%)

出處：2005 年版《信息通信白皮書》

圖 3-1　電腦網購商品目錄（多項選擇）

以筆者個人的經驗而言，在修改本書書稿的過程中，我於某個週一凌晨從亞馬遜網站上訂購了一本橫田增生的臥底報告——《Amazon.com 的光與暗》（信息中心出版局，2005 年），亞馬遜售前宣傳曾承諾「24 小時以內送到」，結果比這個速度還要快，第二天，也就是星期一上午就送到了我家。

橫田增生在書中對亞馬遜送貨神速的秘密進行了深入淺出的剖析。眾所周知，網上下單輕鬆簡便，只需點擊一次，訂單就會傳送

到亞馬遜的物流中心，這是通過高科技來完成的。然而，後面的工作就是與高科技不沾邊的手工作業，更直白地說就是體力勞動。在存放着 50 多萬冊書籍的亞馬遜物流中心，日通 Pelican 物流公司承包了物流業務。平時總有 200 個小時工（登記人數為 400 人）在這裡以 1 分鐘 3 冊書的速度分揀訂單中的書籍。「工作中聽不到臨時工的笑聲，也聽不見交頭接耳的聲音」，就算這樣拚命幹活，也鮮有能在 1 分鐘之內找出 3 冊書的。就算是老手，實際上也只能做到「平均每分鐘 2.5 冊」。

說起小時工，人們自然而然會聯想起高中生、大學生之類的年輕人，然而在亞馬遜工作的小時工大半是「30 ～ 59 歲的男男女女」，他們的「勞動合同以兩個月為期限」，只能掙小時工資，沒有醫療保險和養老保險。2003 年 1 月，橫田增生開始在亞馬遜打工，當時的時薪為 900 日元。從 2004 年 1 月份開始，下調至 850 日元。不論連續工作多少年，時薪都不可能上調，實際上「十個小時工裡也沒有一個能幹滿一年」。

另一方面，亞馬遜的客服卻相當到位。訂單金額超過 1500 日元就可免運費。橫田增生在書中說，點擊亞馬遜網站最上面的「my store」（我的商店），就可以打開以客戶名字命名的「商店」，比如筆者的「森岡孝二先生的商店」，從中能看到「推薦商品」和「推薦新品」，言下之意就是「您大概會對這些書感興趣」。這些信息也會發

送到客戶登記的電子郵箱。換言之，「投其所好，量身定制」正是亞馬遜對消費者採取的主要營銷策略之一。

這種顧客至上的營銷模式頗受歡迎，從 2001 年至 2004 年的 3 年間，亞馬遜日本分公司的銷售額增長了 10 倍以上，2000 年 11 月開設網站時有 20 萬顧客，2004 年秋季增長至 380 萬。

橫田增生在書中詳細描寫了亞馬遜物流中心臨時工的工作，其中包括 receiving（從代理商處收貨）、storing（將書放到臨時存放處的書架上）、picking（接到訂單後，從書架上分揀書籍）和 packing（將書捆包，準備出貨）。其中，picking —— 分揀工作是作為重點來描述的。然而，作者沒有對此後的物流工作進行進一步說明。

前文曾提到筆者曾在週一凌晨向亞馬遜下單，第二天，即週一上午就收到了書，負責送貨的物流網點就在千葉縣市川市。

從市川市到筆者居住的大阪府高槻市至少有 600 公里。這段距離需要送貨司機以 80 公里的平均時速連續不休地開車 7 個多小時才能到達。筆者不清楚亞馬遜物流中心到底是如何做到這一點的，但可以肯定的是，物流中心的小時工必須完成定額，公路運輸員也需要長時間滿負荷地工作，否則便無法在下單後的第二天將商品送到客戶手中。

以速度取勝的單車信使

從某種意義上來說，快遞提供的商品就是以「速度」為核心的服務。更明顯的證據是，近年來在各大城市，除了一直盛行的摩托車快遞服務之外，單車快遞也開始迅速普及，人們稱之為「單車信使」。在提供兩種快遞服務的企業網站上，可以分別看到對兩種「信使商務」的說明：

現代商業重視速度。自從互聯網誕生以來，網絡技術日臻成熟，通過電子郵件和傳真，信息可以在瞬時傳遞。但是，紙質文件卻不能通過網絡傳送。您可曾遇到過這樣的情況：「要馬上將紙質文件送到客戶那裡！可我現在沒時間啊⋯⋯

這該如何是好？」這種時候，請您使用「信使之翼」（Messenger Wing），我們將馬上為您配送重要的紙質文件。

只要您一下單，離您最近的「信使」就會飛速趕過去，15分鐘以內就可以完成取件。從接單到送達只需 60 分鐘。

這就是單車快遞提供的高質量服務。單車快遞比摩托車快遞服務質量更高，並可以「更便宜的價格」提供給客戶。

若有十萬火急的包裹，請您放心交給單車快遞。

在美國首都華盛頓和紐約市都有過「單車信使」工作經驗的本傑明·斯圖亞特認為，該行業的目的在於「生產速度」，也即為追求時間和及時送達的城市商務提供「即時應需服務」(on demand service)（C. F. 艾普施泰因、A.L. 庫爾貝格編，《和時間鬥爭》，2004年，無日譯本）。

「單車信使」不怕堵車，還能抄小路，可以挨家挨戶遞送小型文件。儘管「信使商務」呼籲單車愛好者以運動的心態來工作，但實際工作卻並不那麼輕鬆。信使用自己的單車送貨，以按比例提成的形式賺取近一半的銷售額。某公司的網站上寫着服務費為 1 ～ 10 公里內 1050 ～ 3045 日元不等。至於一天能跑的距離，則寫着「平均 80 ～ 100 公里；忙碌時一天能跑 130 公里以上；單車快遞業身體就是本錢」。據該網站表示，在這裡工作一年半的單車快遞員每月平均銷售額為 578 000 日元，收入為銷售額的一半，約 289 000 日元。需要指出的是單車、指定的郵包、頭盔等裝備需要員工自備，還要自己上保險以防受傷。

在今天這樣的高科技社會，走在「速度商務」最前列的快遞員卻在使用單車這種「低科技」工具。更有甚者，根據勞動合同規定，公司可以不必擔負雇主責任，而只是以個人承包制的形式從勞動者身上榨取利潤，這便是「身體就是本錢」的由來，是一種原始的商務模式。

學生打零工和消費型資本主義

由筆者指導的研討課學生（2005 年 3 月畢業）在兩年的時間裡，以關西大學經濟系的學生為對象，對學生打工的實際情況做了調查。2004 年 4 月 2 日的《朝日新聞》和 2005 年 5 月 30 日的《日本經濟新聞》（兩者都是大阪版晚刊）對上述調查的部分結果進行了報道。

根據 2004 年度的調查，在 275 份有效回答中，「持續性打工」的佔 67%；「有時打工」的佔 14%；「沒有打工」的佔 19%。將「持續性打工」與「有時打工」合計，可以看出八成以上的學生在打工。

表 3-1 按學年列舉了學生平均每個月的打工天數、小時數、收入和時薪。由於是在四年級學生求職活動基本結束的 11 月進行的調查，所以不論哪個項目四年級學生的數值都是最高的。

在 2003 年度的調查中，四年級學生的各項數值都比 2004 年的調查數字高，每個月的平均打工時間為 15 天，合計 82 小時，總收入為 86 786 日元，時薪為 998 日元。在 2003 年度調查中，每月打工收入的最高額按學年來看，一年級學生為 170 000 日元（每月打工 25 天，共計 200 小時）；三年級學生為 225 000 日元（每月打工 30 天，共計 180 小時，每月打工時間固定）；四年級學生為 280 000

日元（每月打工 28 天，共計 310 小時）（二年級學生的情況尚未調查）。上述案例雖然較為突出，仍可說明部分大學生的打工時間和收入都超過了同一年齡層的正式員工或與他們持平。

表3-1 學生打工的天數、時間、收入和時薪

	一年級學生	二年級學生	三年級學生	四年級學生
月平均天數（日）	13	13	12	14
月平均時間（小時）	65	68	62	74
月平均收入（日元）	56 763	62 818	53 971	72 800
平均時薪（日元）	898	906	919	968

出處：「森岡孝二的主頁」關西大學經濟系森岡研討課程 2004 年度調查

註： 天數、時間、收入、時薪是分別填入的數字的平均值，以學年為單位，所以平均收入並不等於工作時間與時薪的乘積。

根據 2004 年的調查，大學生打工的時間段八成集中在傍晚至深夜（其中七成集中在傍晚至前半夜，一成在後半夜）。對白天上課的大學生而言，這是理所當然的。然而，不可忽視的是，也有一成的學生在清晨及白天打工。

大學生在打工時從事的工種從多到少排序依次是：① 餐飲店店員；②便利店、超市店員；③家庭教師、補習班教師；④ 工地作業、保安、物業管理、停車場員工；⑤ 送貨員、運輸輔助；⑥小廣告、宣傳冊、手紙、餐巾紙分發員；⑦ 零售店店員；⑧ 評卷、監考人員；⑨ 大型宣傳活動的工作人員；⑩ 話務員、電話徵訂員、事務員、會計。值得注意的是，雖然上述調查為多項選擇，卻也說明餐

飲業、便利店、超市等行業若無打工學生的支撐便無法存在，特別是在第一位餐飲店和第二位便利店／超市打過工的人佔上述問卷調查回答者的七成以上。

打工所得的用途，如圖 3-2 所示，由多到少分別是：① 娛樂費；②餐飲費；③服裝費；④ 儲蓄；⑤通信費；⑥旅遊費用；⑦書籍、雜誌費用；⑧交通費；⑨學費；⑩房租。按性別來看，男生打工收入使用排第一位的是娛樂費，排第二位的是餐飲費，排第三位的是服裝費；相比之下，女生打工收入使用排第一位的是服裝費，第二位是娛樂費，第三位是餐飲費。儲蓄在男生、女生的打工收入用途上都排第四位。

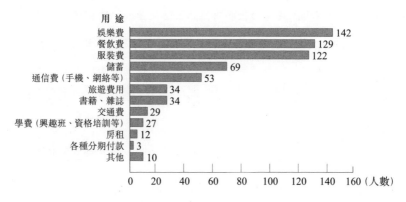

用 途

用途	人數
娛樂費	142
餐飲費	129
服裝費	122
儲蓄	69
通信費 (手機、網絡等)	53
旅遊費用	34
書籍、雜誌	34
交通費	29
學費 (興趣班、資格培訓等)	27
房租	12
各種分期付款	3
其他	10

0　20　40　60　80　100　120　140　160 (人數)

出處：同表 3-1

圖 3-2　打工收入的用途（最多選三個）

值得注意的是，上述排序並未囊括大學生生活費用的全部項

目。比如，一般來講，在學生的生活支出中通信費應佔較大比重，而在這次調查中，僅佔到費用支出的第五位。可以推測不少學生讓父母為自己支付了手機話費、網絡費等通信費用。按理說學費（包括各類資格培訓和就業指導專門補習班）、學生在校外的租房費用是學生生活費的大頭，但這些費用一般也由父母負擔，因此，在打工收入支出中所佔比例甚微。

綜上所述，儘管該項調查的對象僅限於關西大學的學生，但大體上可以得出以下結論：今天很多大學生都長時間打工，由此獲得的收入被用於娛樂、服裝、餐飲、儲蓄、通信、旅遊等。十多年前女學生之間流行的說法是「大家竟然都在用 LV」，而今天卻大不相同，男女學生們讓父母負擔自己的大部分學費、房租和餐飲費，與此同時，「大家竟然都在使用帶拍照功能的手機」，並為此進行攀比性消費。為了滿足這種慾望，他們不得不每天都去打工。結果，學生就成了餐飲業、便利店等臨時工勞動依賴型產業的「骨幹」勞動力。

在美國的麥當勞，有 100 萬年輕人以小時工、兼職員工的形式在這裡工作。在日本，有 60 萬人在便利店工作，有 400 多萬人在餐飲業工作，其中大部分是以兼職員工或者小時工的形式在這裡工作的在校高中生、大學生以及自由職業者。在這些行業，顧客來消費的時間段集中，所以需要短時間工休；又因為在深夜營業，必須

實行倒班制，將工作時間切分為數個不同的時間段，十分不穩定，但正適合學生打工，也只有學生才能支撐這些行業。下面我們將深入探討自由職業者的增加對招工和勞務市場帶來的影響。

第四章　勞動管制的放鬆與兩極分化

——自由職業者資本主義的巨浪

新自由主義和市場個人主義

如上所述，在發達國家，以 20 世紀 80 年代初為界，此前緩慢但確實在推進的縮短工作時間的趨勢戛然而止，時代的潮流重新轉向過度工作。

這股「逆流」並非僅僅朝着增加工作時間的方向發展，其間眾多企業不僅延長了正式員工的工作時間，同時將工作時間區分為不同的時間段，增加了兼職員工、小時工等非正式員工的人數。再加上政府在勞務政策方面放鬆管制，導致工作時間不再像過去那樣標準，於是出現了多樣化、分散化和個人化的傾向。

筆者想起 J.C. 麥森傑曾在其編著的《工業先進國家的工作時間和勞動者的偏好》(2004 年，無日譯本) 一書的序章中指出：「過去二三十年間，幾乎所有工業社會的工作時間都漸趨標准化。如今這一歷史趨勢卻被工作時間的多樣化、分散化和個人化取代了。」

本書已對最近世界各地的過勞和雇傭關係不穩定化現象的背景——全球化資本主義 (第一章)、信息化資本主義 (第二章)、消費型資本主義 (第三章) 等現代高度資本主義的各個方面進行了剖析。在第四章中，我們將從「自由職業者資本主義」(如序章所述，本書將以包括年輕自由職業者在內的非正規勞動者為主要勞動力

的資本主義稱作「自由職業者資本主義」) 的角度分析雇傭關係的不穩定和工作時間的非標準化意味着甚麼,以及為甚麼會出現這樣的現象。

筆者首先想到了「新自由主義」思潮,該思潮因英國首相瑪格麗特·戴卓爾 (1979 年 5 月至 1990 年 11 月在任)、美國總統羅納德·列根 (1981 年 1 月至 1989 年 1 月在任) 和日本首相中曾根康弘 (1982 年 11 月至 1987 年 11 月在任) 而聞名。英、美、日三國的領導人在 20 世紀 80 年代都提倡所謂的「小政府」,以福利型國家過於龐大為由壓縮社會保障費用,為了擴大民營企業的贏利機會而推進放鬆管制、民營化和市場化。

這種新自由主義政治思想的基礎是「市場個人主義」。傑弗里·M. 霍吉遜在他的《經濟學和烏托邦》(若森、小池、森岡譯,密涅瓦書房,2004 年) 中指出:所謂市場個人主義,就是通過最大限度地利用市場來保障個人的權利和自由,並從原則上否定國家力量對經濟運行的調整、限制和干涉。因此,市場個人主義並不認為市場本身是在法律、習慣和道德的支撐下起作用的社會制度,也不認為不同文化、社會和歷史背景下的市場分屬不同類型。另外,市場個人主義將金錢和利己主義奉為圭臬,不認為在經濟體制正常運轉的前提下,信任、合作等社會紐帶有任何正當作用。

勞動管制的放鬆和勞務中介商機

一旦將市場個人主義應用到勞務市場，就意味着把勞動力視為一般商品，那些為了保護勞動者、改善勞動條件而在各種領域針對雇主設立的限制將會被要求放鬆甚至撤銷。

只要看看 ILO 憲章（1919 年起草，1946 年通過），就能知道歷史上那些設立於勞動領域的制度有甚麼意義。ILO 憲章前文中所寫的「限制工作時間，規定一天或一週的最長工作時間，調整勞動力供給，防止失業，支付適當的生活補貼，保護勞動者免於工作造成的疾病、疾患和受傷，保護兒童、少年人、女性，支付老人、殘疾人津貼，保護在外務工人員的利益，承認同工同酬原則，組織職業和技術教育或其他同等措施」，表明了改善勞動條件的宗旨。

1944 年通過的《費城宣言》是 ILO 憲章的一項附屬文件，其中提出了 ILO 的根本原則，即「勞動不是商品」。

然而，市場個人主義者卻以這一原則已經過時為由而予以拒絕。其中，八代尚宏是主張放鬆勞務市場限制的代表性人物。同時他還是日本內閣「管制改革，民間開放推進會議」的委員。

八代尚宏的《勞務改革的時代》（中公新書，1999 年）指出：勞務領域流行的「勞動不是商品」「限制勞務市場是為了維護勞動者

的尊嚴」等思想是一個世紀以前的產物，那時，廣大勞動者與企業相比是「弱勢群體」。但在現代社會，能與企業平起平坐並進行交涉的勞動者正在不斷增加，上述思想便不再適用了。另外，八代尚宏還指出，今天社會上實行的工作時間限制是以過去工廠勞動者集體性、統一性勞動方式為前提的，但並不適用於佔現代勞動者大半的、擁有多種技能及需求的白領階層。八代尚宏主張，雇傭政策應以勞動者個人的利益為中心來制定，工作方式應由勞務市場上的個人根據自己的意志來決定。

從這種觀點來看，放鬆對人才派遣業（見圖 4-1）、業務承包業（見圖 4-2）和收費職業介紹所（見圖 4-3）等形態多樣的「人才商業」的限制勢在必行，對勞動時間的限制也應當廢除。

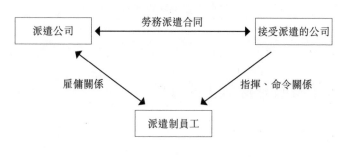

圖 4-1　人才派遣業

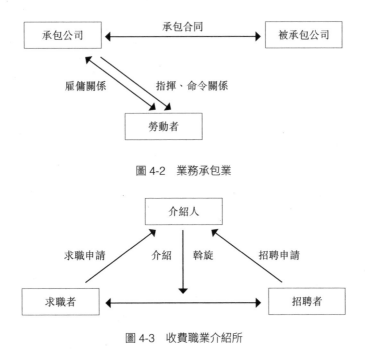

承包公司 ⟷ 承包合同 ⟷ 被承包公司

僱傭關係　指揮、命令關係

勞動者

圖 4-2　業務承包業

介紹人

求職申請　介紹　斡旋　招聘申請

求職者 ⟷ 招聘者

圖 4-3　收費職業介紹所

引進「白領排除制」的目的

　　經濟學家清家篤和八代尚宏一樣,都是「管制改革‧民間開放推進會議」的預備會議「綜合管制改革會議」的委員。清家篤在同一會議僱傭、勞動分部的「第三年基本方針」(2003 年 5 月 6 日)中,

提倡引進免除白領階層工作時間限制的制度:

《勞動基準法》是為了保障在工廠從事固定工作的勞動者的人身安全和勞動條件而制定的。然而,與這一法律設立之初不同的是,今天大多數勞動者從事的是非定型工作,現行法律已經不再適用。

為了使真正適用《勞動基準法》的對象得到應有的保護,也應將從事非定型勞動的勞動者排除(exemption)在外,這樣才符合勞動者的實際利益。有鑒於此,我們主張免除對白領階層工作時間的限制。

究其實質,這是在要求日本勞務市場向美國看齊。歐力士公司的宮內義彥同時擔任「綜合管制改革會議」及其後續「管制改革‧民間開放推進會議」的委員長。他在《經營論》(東洋經濟新報社,2001年)一書的開頭指出:「人們期待日本企業家所做的就是向美國看齊,學習其先進的經驗。」

美國的《公正勞動標準法》相當於日本的《勞動基準法》,該法案規定將佔全部勞動者1/4的白領從工作時間管制的適用對象中排除。這些白領在工作時間上不設上限,也沒有加班費(額外工資),這就是所謂的「白領排除制」(white collar exemption)。

自從第二次世界大戰結束以來，美國在一個時期內一直維持着較為穩定的雇傭制度。藍領階層通過有組織的工會鬥爭，在工資和工作時間方面獲得了某些成果，而白領階層不僅受惠於此，還得到了比藍領階層更優厚的勞動條件。在這個時期，白領排除制的出現並不會引起軒然大波。但是在今天，除了少數例外，美國的白領階層既沒有工會組織，還被排除在《勞動基準法》的適用對象之外，不斷遭到裁員、降薪，福利待遇也被削減，以至於出現了「白領榨取工廠」的說法。

工作時間和加班時間界限模糊？

　　八代尚宏和清家篤主張引進「白領排除制」，反映出了日本財界反對政府加強監督過重勞動、要求日本政府進一步放鬆管制的意向。2004 年 12 月，日本經團聯（日本經濟團體聯合會）發表了2005 年版的《經營勞動政策委員會報告》，報告中對財界的上述意向作了具體闡述：

　　　　在今天，工作效率未必和工作時間成正比，希望政府從放

鬆管制的角度出發，大幅修改「裁量勞動制」（即績效工作制或自由工作制），原則上將人數有限的白領階層置於勞動時間限制的適用對象之外，並引進相應制度（白領排除制），從根本上改良勞動時間法。

在裁量勞動制的規定下，勞動者按照勞務合同規定的時間勞動。迄今為止，策劃、制訂方案、調查、分析等業務，基於其業務性質有必要使用裁量勞動制。也就是說，這些業務在工作內容和時間分配上不適合接受雇主的具體指示，因此多採用裁量勞動制。而日本經團聯所說「大幅修改裁量勞動制」是指將裁量勞動制作為基本的勞務原則，擴大至整個白領階層。

而在現實生活中，事實上如「課長」之類一定等級的管理人員，雖然與經營者的立場並不一致，也並非管理監督人員，同樣有權向公司申請加班費，但幾乎在所有企業，這些人都是被排除在支付加班費的對象之外的。從這個意義上來講，在課長以及準課長等級的管理人員之間早就開始實行日本財界所推舉的「白領排除制」了，現在只是將這一規則推廣到所有工種和級別的白領階層罷了。

2005 年 6 月，日本經團聯指出：「儘管修改《勞動基準法》的動向正在朝放鬆管制的方向進行，但尚不充分。」隨即公佈了「有關免除白領階層工作時間限制」的提議。

根據上述提議，對白領階層來說，「思考」是其首要工作，並非只有在單位才能進行，工作結束後也可以進行自主性研究或自我提升。考慮到這些因素，儘管並非公司的業務，但也不能完全斷定這些時間不是「工作時間」。這樣一來，對白領階層來說，「工作時間」和「非工作時間」的界限就變模糊了。現在，由於實行「成果主義工資制度」——工資不是根據勞動時間而是根據勞動成果來計算，再加上移動辦公（通過便攜式終端在單位之外工作）日益普及，工作時間和非工作時間的區別越來越模糊。這樣一來，再將《勞動基準法》中規定的工作時間限制用在白領身上，就顯得不合時宜了。同樣，關於工作時間、休息、假日和深夜勞動的種種限制，原則上也不再適用於白領階層，應當修改。

　　如果聽從經團聯的上述建議而引進這一制度，白領階層就失去了應該遵守的法定工作時間標準，僱主也可以免除支付加班費的義務。這樣的話，若不採取其他措施，工資就會因為不再支付原有的加班費而減少，而本來已經很長的工作時間今後卻還會延長。

雇傭形式不斷多樣化，雇傭關係越來越不穩定

近年來，隨着各發達國家不斷在勞務領域放鬆管制，雇傭形式出現了多樣化的趨勢——若考慮到某些算不上雇傭的雇傭，連勞務合同的形式都出現了多樣化趨勢。

雇傭關係的變化主要體現在沒有勞務期限的正規勞動者（正式職工）的減少和有勞務期限的非正規勞動者的增加上。非正規勞動者可按雇傭形式和勞務合同分為以下四類：①兼職員工、小時工、合同工等直接聘用人員；②雇傭關係和用工關係相分離的派遣制員工（包括註冊制和常規制）；③業務承包——訂貨方向承包方委託特定業務；④個人承包——個體戶。

表4-1　按雇傭形式區分的勞動者分佈狀況（單位：萬人，%）

雇傭形式	男女共計	%	男性	%	女性	%
雇員總數（董事除外）	5084	100	2924	100	2159	100
正式員工	3456	68.0	2441	83.5	1014	47.0
非正式員工	1621	32.0	478	16.5	1143	53.0
兼職員工	782	15.4	63	2.1	720	33.3
小時工	424	8.3	210	7.2	214	9.9
勞務派遣機構的派遣制員工	72	1.4	20	0.7	52	2.4

雇傭形式	男女共計	%	男性	%	女性	%
合同員工、返聘人員	248	4.9	131	4.5	117	5.4
其他	95	1.9	54	1.9	40	1.9

出處：總務省《平成 14 年版就業結構基本調查》，2003 年

註： 1. 兼職員工、小時工的稱呼因就職單位而異；2. 受數值和寫法的影響，總數和詳情的合計不一定一致。

表 4-1 將《就業結構基本調查》按照雇傭形式對勞動者的分佈做了統計。從表中可以看出，現階段，非正式員工佔全部勞動力的 1/3。在女性中，非正式員工已經超過總數的五成。雇傭形式的類別和各雇傭形式勞動者的比例請參照表 4-2。

表4-2　不同就業形式勞動者所佔比例（單位：%）

區分	正式員工	非正式員工	就業形式						
			合同工	返聘人員	借調人員	派遣制員工	臨時工	兼職員工	其他
全體	65.4	34.6	2.3	1.4	1.5	2.0	0.8	23.0	3.4
男	80.0	20.0	1.9	1.8	2.2	1.0	0.9	9.6	2.6
女	44.4	55.6	2.9	0.9	0.6	3.4	0.8	42.5	4.6

出處：厚生勞動省《關於平成 15 年就業形態多樣化的綜合實際情況調查結果概況》，2004 年

對上述數據進行進一步分析可以發現，本應屬於直接雇傭的合同工實際上不是身份極不穩定的個人承包業者，就是由派遣公司轉包給其他派遣公司的二次派遣人員，或者實際上是派遣制員工，為了逃避相關法律規定而偽裝成承包業務的形式，這樣的例子很多。

看看大企業章程中的相關條款就會明白，大部分企業目標中都有人才派遣業這一項。公司本身為了對員工的雇傭進行管理，專門成立人才派遣公司，將正式員工轉換為非正式員工。總而言之，除了少數例外，大部分非正式員工的雇傭關係都很不穩定，而且工資明顯偏低。

2003 年版《國民生活白皮書》對自由職業者的定義如下：「15 ～ 34 歲的年輕人（學生和家庭主婦除外），其中的兼職員工、小時工（包括派遣制員工）及有勞動意願的無業人員。」據此定義，2001 年自由職業者人數已達到 417 萬人。NHK 電視台一檔名為「417 萬自由職業者的衝擊」（2004 年 3 月 7 日播放）的特別節目就以此為話題，引起了極大反響。

最近的單身大學生畢業後往往繼續和父母同住，在居住、飲食、家務等基本生活方面都依靠父母。這類人被叫作「單身啃老族」（parasite single）（山田昌弘，《單身啃老族的時代》，筑摩新書，1999 年）—— 這是一個和制英文短語，含有「寄生蟲」或「寄食者」的意思。有人認為自由職業者人數劇增的主要原因就是上述未婚者增多了。也有人認為年輕人的勞動觀念發生了變化，不願被組織束縛住；還有人認為他們經常跳槽，說明就業慾望下降了。誠然，上述觀點都有一定的道理，但都沒有談到問題的實質。我們認為造成自由職業者劇增的主要原因並不在於勞動力提供者，而在於需求者

（企業）。20世紀90年代以後，企業採用了新的人才錄用政策，長期控制新正式員工的錄用人數，並代之以兼職員工、小時工、派遣制員工、合同工和個體戶等。對廣大年輕人來說，不論他們多想找一份穩定工作、成為一名正式員工，因為就業環境的不斷惡化，這個願望也難以實現。

雇傭形式的多樣化和收入的兩極分化

正如上述《國民生活白皮書》所指出的，日本經團聯（原日經聯）在其於1995年公佈的《新時期的「日本式經營」》中將勞動力劃分為以下三類：A.「長期積蓄能力應用型」（指的是長期雇傭的正式職員）；B.「高度專業能力應用型」（指的是有簽約年限的低年薪的合同工）；C. 彈性雇傭型（指的是小時工、兼職員工、派遣制員工）。其中，極力減少 A 類型人數、大幅增加 B 類型和 C 類型人數，使雇傭關係變得更加靈活並大幅度降低人工成本，是日本企業界正在大力推行的經營戰略方針（如圖4-4）。可以說，日本企業界不斷滲透並實行這種經營戰略就是造成近年來畢業生就業環境不斷惡化的原因。

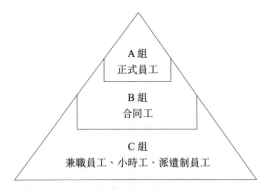

圖 4-4　日本經團聯描繪的金字塔形就業結構

　　年輕人的離職率高，據說進入公司後於三年內辭職者的比例分別為「七、五、三」——初中畢業的約佔七成，高中畢業的約佔五成，大學畢業的約佔三成。有人宣稱這是年輕人就業慾望下降導致的，然而，造成這一結果的原因不正是職場環境的惡化打擊了年輕人的工作積極性嗎？

　　不論是高中畢業生還是大學畢業生，好不容易被錄用為正式員工，在職場等待他們的卻是每週超過 50 小時甚至 60 小時的長時間工作。與其長期過度工作，把身體搞垮，不如趁着還沒累死的時候趕緊辭職，也許這樣還算有先見之明。

　　然而，就算成為自由職業者，也只能做做兼職員工、小時工或者派遣工，不論幹多少年，年收入也很難超過 200 萬日元。就算時薪有 850 日元，一年工作 2000 小時（一週 40 小時，一年 50 週），

也才能掙到 170 萬日元。而且這種工作很多都是一次性的，毫無未來可言。據 2001 年「Recruit Works」研究所的「非典型雇傭勞動者調查」統計，九成以上的自由職業者不能享受就業保險、醫療保險、養老金等待遇。

如前所述，自由職業者通常是指承擔兼職員工、小時工和派遣工等工作的年輕人。若不問年齡，將非正式員工都看作自由職業者的話，日本堪稱「了不起的」的「自由職業者社會」。如表 4-1 所示，不論男女，非正式員工總數共計約 1600 萬人，佔全部勞動者的三成以上。

森永卓郎的《在年薪 300 萬日元的時代生活的經濟學》（光文社，2003 年）是一本 2003 年度的暢銷書。該書指出，現階段平均年薪在 600 萬～ 700 萬日元之間的工薪階層，在不久的未來，年薪將會降至 300 萬～ 400 萬日元。然而，看看表 4-3 就會明白，不用等到將來，現在日本的勞動者（雇員）中就有 1/4 年收入不足 150 萬日元，一半不足 300 萬日元，3/4 不足 500 萬日元。

熊澤誠先生在對表 4-3 中的階級結構進行考察後指出，日本有近一半的勞動者無法靠個人收入生活，只得處於「寄生蟲」的狀態。當然，熊澤誠也注意到勞動者一般是以家庭為單位生活的，兩人以上的工薪階層家庭（平均每個家庭 3.5 人，平均有 1.6 人有工作）中，年收入不足 300 萬日元的佔 5%，年收入不足 500 萬日元的佔

27%。與從個人層面看的結果相比，階級分化不太嚴重。但另一方面，也更能看出工資微薄的單身自由職業者是難以維持家計的。

表4-3　各階層雇員的收入分佈（單位：萬人，%）

	男女共計	%	男性	%	女性	%
全部雇員	5473	100	3220	100	2253	100
150 萬日元以下	1314	24.0	291	9.0	1023	45.4
150 萬～ 299 萬日元	1354	24.7	669	20.8	684	30.4
300 萬～ 499 萬日元	1332	24.3	980	30.4	352	15.6
500 萬～ 699 萬日元	707	12.9	599	18.6	108	4.8
700 萬～ 999 萬日元	516	9.4	461	14.3	55	2.5
1000 萬日元以上	198	3.6	188	5.8	10	0.4

出處：總務省《平成 14 年版就業結構基本調查》，2003 年

　　法律往往比現實滯後。第二次世界大戰後，《職業安定法》規定，將他人雇傭的勞動者置於自己的指揮之下並命令其工作的行為屬於「勞務供應買賣」，並嚴令禁止。但是，到了 20 世紀 70 年代，違反《職業安定法》的現象在保安、保潔、文案等工作領域十分普遍，於是 1985 年又制定了《勞務人員派遣法》（1986 年 7 月實施），規定勞務派遣行為在專業性較強的 16 個（最初為 13 個）業務領域合法。之後，1996 年又將勞務派遣對象擴大到 26 種業務。進而，由於日本經濟界強烈要求放鬆管制，到了 1999 年，幾乎所有業務都成為派遣勞務的對象，只有一小部分例外。

　　從 2004 年 3 月開始，修改後的《勞務人員派遣法》允許直接將

勞務人員派遣到工廠車間。以此為基礎，工廠引進勞務派遣制度已經成為既成事實，承包工廠業務的公司也開始「派遣」員工。有報紙報道，在工廠生產的第一線，派遣制員工（參照圖 4-2）已有 100 萬人之多。

汽車行業引領電機、精密機械的國際競爭，掀起了數碼家電熱，也給日本製造業帶來了新鮮空氣。然而，重生後的日本製造業與過去有所不同。在生產第一線上，正式員工數量銳減，業務承包公司「派遣」的自由職業者、日僑勞務人員劇增，其人數約達百萬。不得不說，在就業總人數為 1200 萬～1300 萬的日本製造業中，這是一個相當引人注目的數字。可以說，這正是無限度追求降低人工成本的產物，「若無業務承包公司，就沒有日本的製造業」。（《日本經濟新聞》，2004 年 4 月 2 日）

某經濟雜誌的一期特輯以減少正式員工、充分運用勞務派遣和業務外包的「不招聘正式員工的經營方式」為主題，介紹了聲像製品、電腦、手機等數碼家電行業對「承包業務公司派遣員工」的使用情況，其內容相當令人震驚：

「索尼 EMCS」是將索尼的日本國內生產部門獨立出來成立

的子公司，正式員工有 13 000 人；而承包業務公司派遣的員工人數最少的時候達 8000 人，多的時候達 12 000 人，這一數字的確令人吃驚。與該公司簽訂合同的業務承包公司有 20 家以上。如今，數碼家電在性質上已經與生鮮食品沒甚麼兩樣，如果沒有業務承包公司的派遣員工，就無法隨時調整生產計劃。

（《週刊鑽石》，2004 年 12 月 11 日）

工作時間兩極分化嚴重

正式員工和非正式員工兩極分化嚴重，意味着在工作時間上，長時間和短時間的分化也很嚴重。圖 4-5 說明的是 1980 到 2004 年間短時間和長時間勞動者的動向。雖然圖中並未顯示員工的性別，但仍可看出在 20 世紀 80 年代，每週工作 60 小時以上的男性長時間勞動者和每週工作不足 35 小時的女性兼職勞動者的工作時間都大幅度增加了，「伴隨着工作時間性別分化的兩極分化現象」愈演愈烈。（參看拙作《以企業為中心的社會時間結構》第三章）

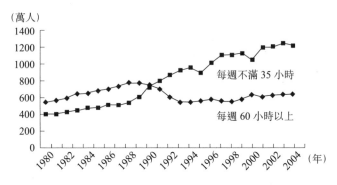

出處：「勞動力調查」

圖 4-5　每週工作不足 35 小時和每週工作 60 小時以上的勞動者人數

到了 20 世紀 90 年代，因為泡沫破裂、經濟蕭條，加班時間減少、工作時間兩極分化的現象暫告一段落。然而，近幾年來，長時間勞動和短時間勞動的兩極分化現象又有加劇趨勢。從數據可以看出，在 1993—2003 年的 10 年間，每週工作時間不足 35 小時的男女就業者從 929 萬人（18%）增長到了 1259 萬人（24%）。

與此同時，每週工作 60 小時以上的就業人員從 540 萬人（13%）增長到了 638 萬人（16%）。不論從人數上看還是從比例上看，工作時間都明顯在此期間發生了兩極分化。

關於這個問題，最近有幾份政府相關機構的文件也表示了關注。國民生活審議會報告「工作方式和生活方式的變革」（2002 年 7 月發表）指出，近年來雇傭關係發生的變化之一，是在失業率上升的背景下，短時間勞動者和長時間勞動者都有所增加，出現了「就

業時間兩極分化」的現象。2003 年度的《國民生活白皮書》也着重指出，隨着兼職員工、小時工的增多，每週工作 60 小時以上的正式員工人數也在增加。另外，勞動政策審議會在名為「關於今後的工作時間對策」的報告中指出，隨着經濟全球化的發展，企業間的競爭不斷激化，在此背景下，每週工作不足 35 小時的雇員和每週工作 60 小時以上的雇員都大幅增加，「工作時間長短分佈的兩極化」趨勢日益明顯，需要引起注意。

從總務省每隔 5 年進行的「社會生活基本調查」可以看出從業人員的工作時間變化：1991—2001 年，無論男女，工作日的工作時間在 11 小時以上和不足 7 小時的人都有所增加。兩極分化現象十分明顯。從性別上看，長時間勞動者集中在男性員工上，短時間勞動者集中在女性員工上。根據該調查中 2001 年度的數據，每 3 名男性中有 1 名（35%）、每 10 名女性中有 1 名（10%）的工作日工作時間在 10 小時以上。每 7 名男性中有 1 名（15%）、每 2.5 名女性中有 1 名（41%）的工作日工作時間不足 7 小時。

過勞之最：30多歲的男性
——4人中有1人每週工作60小時以上

　　2004年的「勞動力調查」數據顯示，按年齡層分佈，工作時間最長的是30多歲的男性員工。他們每週平均工作50小時，其中，4名從業人員之中有1名（24%）每週平均工作60小時以上。近年來，日本經濟蕭條，企業控制應屆畢業生的錄用人數，對中老年齡層的員工實行裁員。受此影響，三十幾歲的男性員工的工作量增加，既要完成年輕員工的輔助性工作，又得擔負起中堅骨幹的責任，被迫從事長時間勞動，不用說享受閒暇，連消費的時間都沒有。

　　順帶一提，據2001年的「社會生活基本調查」統計，三十幾歲的男性員工每週平均工作52小時37分鐘。NHK每5年進行一次的「國民生活時間調查」顯示，2000年，三十幾歲的男性員工的平均工作時間為每週55小時45分鐘。這樣看來，三十幾歲的男性員工的過勞死和過勞自殺率如此之高，原因恐怕正在於此。

　　最近，勞動政策研究及研修機構公佈了「日本長時間勞動及無償勞動時間的實情和實證分析」（2005年3月）報告，以日本全國3000人（有效回答人數為2557人）為對象，進行了真正意義上的調查，並得出結論：按年齡階層來看，30多歲的男女員工勞動時間

最長。這項調查以 2004 年 6 月為期限。在此期間，三十幾歲的男女員工每月平均勞動 204 小時（每年約為 2450 小時），每月加班 38 小時（每年約為 450 小時）。

過勞問題絕非僅限於男性員工。據 2001 年的《社會生活基本調查》統計，有四成女性員工的工作日工作時間超過 8 小時，有兩成超過 9 小時，一成超過 10 小時，5% 超過 11 小時。據上述勞動政策研究及研修機構調查，2004 年 6 月，女性員工工作時間為 186 小時（一年約為 2200 小時以上）。其中，加班時間為 21 小時（一年為 250 小時以上）。有一成多女性在 2004 年 6 月的加班時間超過了 50 小時。近年來，女性過勞死事件並不罕見，女性勞動者或者她們的母親向「過勞死 110 熱線」投訴的案例也在不斷增加。

兼職員工或小時工像全職員工一樣工作的也不在少數。據《就業結構基本調查》統計，截止到 2002 年，一年工作 200 天以上、每週工作 35 小時以上的人有 157 萬。其中，35 萬人每週工作 46 小時以上，3 萬多人每週工作 60 小時以上。

開始整頓無償加班

日本的《勞動基準法》還是在 1947 年制定的，該法第 36 條（俗稱「三六協議」）規定，在勞資雙方達成協議的前提下，允許近乎無限制的加班（含規定時間外勞動和法定公休日勞動）。這也是很多職場上的長時間加班成為常態、員工被迫在工作時間外及法定公休日勞動卻得不到加班費和法定倍數的加班費、「無償加班」現象正在不斷擴大的原因之一。

在序章中我們曾提到，《勞動基準法》第 104 條規定：假如在工作單位存在違反《勞動基準法》的事實，勞動者有權向行政機關或者勞動基準監督官申告上述事實，雇主不得以此為由對勞動者採取解雇或不利措施。最近，由於許多企業進行重組和裁員，無償加班的現象更為嚴重，勞動者向勞動基準監督署舉報（申告）違法加班的案例大幅增加。2002 年，勞動者或其家屬向勞動基準監督署舉報的無償加班等無償勞動案例全國加起來超過 3 萬起，為歷史上的最高值。（《每日新聞》，2003 年 7 月 28 日，晚刊）

在這一背景下，厚生勞動省於 2003 年 5 月公佈了「無工資加班綜合對策要綱」和「為解決無償加班而應採取的措施」，加強監督指導，試圖杜絕無償加班的現象。

這些措施確實取得了一些成效。包括上年度在內，從 2001 年 4 月到 2004 年 3 月的 3 年間，有 2200 家公司、約 33 萬人得到了共計 392 億日元的加班費。僅 2003 年 4 月至 2004 年 3 月這 1 年之間，就有 1184 家公司、約 19 萬人獲得了共計 238 億日元的加班費。大部分是經在職員工或離職員工舉報，在勞動基準監督署發出改正勸告後，相關企業才支付的。

在這種情況下，日本雅虎新聞網站開設了關於無償加班的網頁，可以在上面瀏覽各家報紙有關無償加班的新聞報道。表 4-4 顯示了 2003 年以後公佈的公司向員工支付應得加班費的情況，該數據是在參考了上述新聞及其他報紙的報道後統計得出的。

表4-4　近期對於無償加班的整頓案例

企業名	公佈時間	對象人數	對象期間	支付金額
武富士	2003 年 7 月	5000（人）	2 年	35 億（日元）
中部電力	2003 年 12 月	12 000	21 個月	65 億
日本郵政公社	2005 年 2 月	57 000	不詳	32 億
Bic Camera	2005 年 3 月	數千	不詳	30 億
東京電力	2005 年 3 月	25 900	2 年	69 億 4800 萬
大阪瓦斯	2005 年 3 月	1800	2	18 億
瑞穗銀行	2005 年 4 月	多數職員	2	20 億—30 億
關西電力	2005 年 6 月	11 100	2	22 億 9700 萬
Staff Service	2005 年 6 月	3400	2	53 億 6500 萬

廢除《縮短工時促進法》，
降下全年工作 1800 小時的旗幟

　　如上所述，為了杜絕無償加班現象，厚生勞動省終於開始了行動。然而，與之相對的是，緩和乃至撤銷工作時間限制等助長過度勞動的傾向也越來越明顯。

　　1992 年為形成 1800 小時工作制而制定的《縮短工作時間促進法》被廢除，同時出現了設立新法律以保障多元化工作方法、發揮勞資雙方主觀能動性的動向。

　　勞動政策審議會是厚生勞動省的諮詢機構。2004 年 12 月，該議會向厚生勞動大臣尾辻秀久提交了意見書，其中論及，在工作方式日益多樣化的現在，提出「全年實際總工作時間 1800 小時」的計劃已經不合時宜，應將這一計劃從政府縮短工作時間的目標中刪除。有鑒於此，2005 年 3 月，日本政府將《勞動安全衛生法》、《關於縮短工作時間的臨時措施法》(《縮短工作時間促進法》)、《勞動者災害補償保險法》和《工傷保險徵收法》這四部法律修正案作為「勞動安全衛生法等部分法律的改正方案」提交給國會。

　　後面我們馬上會講到，《修改縮短工作時間促進法》(等於廢除)是成問題的。然而，「修正」《勞動安全衛生法》也是有問題的。這

是因為，該修改法規定，為了防止過度勞動造成健康障礙，加班超過一定時間的勞動者「必須由醫師進行當面指導」。而在這種情況下，「一定時間」的標準是由厚生勞動省的行政命令來決定的。可是，勞動政策審議會提出的標準是：「每月加班時間超過 100 小時，疲勞累積度得到公認，且本人提出申請的勞動者，由產業醫生進行當面指導。」可以推知，厚生勞動省規定的必要條件是每月加班時間超過 100 小時，且必須由本人申請。

在本書序章中，我們介紹了由東京勞動局進行的關於過度勞動實際情況的調查。這裡所說的「過度勞動」，實際上來源於厚生勞動省的《防止過重勞動造成健康危害的綜合措施》。其中規定，如果員工每月加班時間超過 45 小時，就應該讓他從產業醫生處接受關於職場健康管理的指導。如果員工每月加班超過 100 小時，或者在 2～6 個月內每月平均加班 80 小時以上，就應該讓他做體檢，並由產業醫生當面進行健康管理方面的指導。經過這次修改，防止健康危害政策所規定的加班標準由從前的「每月 45 小時以上」增加到了「每月 100 小時以上」，可以說是極大的倒退。

就工作時間而言，這次的《勞動安全衛生法》等「修正案」廢除了過去促進縮短工作時間的法律，將「縮短工作時間」置換成了「設定工作時間」，並制定了《關於改善工作時間等問題的特別措施法》。該法案中不再有「縮短工作時間」的字樣，其目標被改為「敦

促企業主等人經過自主性努力，改良工作時間的設定」。這樣一來，就等於放棄了「將全年工作時間限定在 1800 小時」這一政府目標，改由「勞資雙方自主」決定工作時間。經過國會審議，法律修正案得以通過，除了《勞動安全衛生法》之外，其他部分於 2006 年 4 月開始實施。

何謂工作時間個人化？

我們在本章開頭指出，20 世紀 80 年代初以後，工作時間不再像過去那樣朝着標準化的方向發展，而是出現了多樣化、分散化、個人化的趨勢。在這裡，我們將再一次就工作時間標準化的對立面——「工作時間的個人化」趨勢進行論述。

《勞動基準法》第 32 條第 1 項規定：「雇主不得讓勞動者在休息時間之外一週工作 40 小時以上」；第 2 項規定：「就一週內的每一天而言，除去上班中的休息時間，雇主不得讓勞動者一天工作 8 小時以上。」也就是說，法定工作時間為「一週 40 小時，每天 8 小時」。這裡或許有人會有疑問：為甚麼先說「一週」，後說「一天」？

並非一開始就如此。1947 年，《勞動基準法》在制定時，首

先規定了一天的工作時間標準，「一天工作 8 小時，一週工作 48 小時」。

由於 1987 年開始實行每週 40 小時工作制，工作時間的規定就變成了「一週 40 小時，一天 8 小時」。以週為標準，所以首先規定「每週工作時間」，然後在每週工作 5 天的基礎上分配每天工作時間。

這樣做的目的之一是放鬆一天 8 小時的標準，在總工時不變的前提下，普及彈性工作制，比如在 3 個月中，如果有 2 個月每天只工作 7 小時，剩下的一個月就可以在不支付加班費的前提下讓員工每天工作 10 小時。

從剛才的條文不難看出，所謂的法定工作時間是指根據法律規定雇主可以命令勞動者工作的最長時間，可以說這為工作時間標準化制定了標準，從這個意義上講，可以稱之為「標準工作時間」。值得注意的是，在這種情況下的「標準」並不意味着「平均」工作時間，而是指員工工作時間的「上限」，是不得超越的。打個比方說，相當於道路交通法中的「最高速度」，即超速標準。

不論產業還是企業，一般來講，每週 40 小時、每天 8 小時的工作制就是「工作時間標準化」。而「工作時間個人化」在字面上是指放鬆或廢除工作時間的標準及以這一標準為基礎設立的種種限制，由個人根據自己的意志來決定一天或者一週工作幾小時。

然而，工作時間個人化與工作時間的定義本身卻是不相容的，

所謂工作時間是指「根據一定的雇傭關係，勞動者按照雇主的命令進行勞動的時間」。在勞務合同上，雇傭關係成立的前提是勞動者按照雇主的命令勞動一定時間，而一旦簽訂勞務合同，勞動幾小時就不是勞動者個人能「自由」決定的了。

按照《勞動基準法》的規定，雇主可以通過打卡機、IC卡等設備記錄勞動者的工作時間。有時只能靠勞動者自己報告。不管通過哪種方式，雇主都需要確認並記錄勞動者的上班時間和下班時間。雖然所謂管理層、監督者以及裁量勞動制適用者的工作時間不能通過上述方式進行確認和記錄，但是，無論如何，雇主都有責任實行合理、恰當的工作時間制度，以保障勞動者的健康。

「工作時間個人化」的實質，是通過放鬆對雇主和勞務的種種限制，實現雇傭形式的多樣化，並由此促進勞動方式或用工方式的多樣化。為此，縮小法定工作時間或標準工作時間的適用範圍，允許想掙更多錢的人或者希望得到嘉獎的人工作更長時間。

與此同時，不斷推進雇傭形式的多樣化，允許雇傭兼職員工、小時工和派遣制員工並限定雇傭時間，允許隨時解雇。這樣，有的人一天工作 5 小時，有的人一天工作 11 小時，即便平均工作時間仍然是法定的 8 小時，這個「8 小時」卻已失去了作為工作時間標準的意義。

今後，若工會的抵制力度不強，放鬆管制得以實施，將會發生

這樣的情況：一方面，有的人為了得到穩定的收入，想要多幹活，卻只能以兼職員工或小時工的形式短時間工作；另一方面，雇主強迫勞動者延長工時的情況極易發生，即便勞動者為了自己和家人着想，想縮短工作時間，也會有越來越多的人不得不延長工作時間。這樣一來，儘管法律規定了工作時間的上限，但在職場上，實際上卻是由工作時間最長的人（不管是自發還是強制）規定了工作時間的上限。

如何評價「自發性過勞」？

在今天的日本，上述情況並非危言聳聽或者空穴來風，而是早已成為許多職場上的現實。不如説，我們已經目睹了雇主強迫員工每年加班遠超 1000 小時而不受任何法律處罰的現實，規定時間外勞動協定（俗稱「三六協議」）已使《勞動基準法》中規定的工作時間成為一紙空文。

工作時間的個人化傾向不斷加劇，「一週 40 小時、一天 8 小時的工作時間」標準形同虛設。實際存在的上限並不是勞動者不得超過的一個工作時長，而是他們無法超過、一超過就會死亡的一條過

勞死生死線，「工作到死」「拚命工作」，所謂的上限時間就是直到死亡為止。

筆者在大學研討課上與學生探討過勞死問題的時候，一名男同學表示：「如果一個人從工作中找到了人生意義，自發性地工作，就算累死不也算得償所願嗎？」但其他學生反駁說：「如果你死了，你的父母和戀人都會傷心的。」這樣他又收回了「得償所願」的觀點。姑且不論過勞死，我們應該怎樣看待所謂的「自發性過勞」呢？

除了不受時間和勞務合同束縛的自由職業者和個體戶，經常被人用來形容工作的詞彙有「熱衷於工作」「熱心工作」「埋頭工作」「工作投入」等。表達充實感，可以說「有幹勁」「互相競爭」；希望得到別人的承認，可以說「做得到」；表示達成動機，可以用「自豪」「名譽」等。「喜歡工作」、認為工作「有趣」等說法也很常見。可以說上述詞彙所表示的內心活動都是造成自發性過勞的契機。

儘管如此，如果沒有某種強制、壓力、競爭、獎勵或制度性動機的存在，純然「自發的」過度勞動幾乎是難以想像的。

前面我們曾提到斯格爾的《過度勞累的美國人》中的幾個案例，可資參考。在 20 世紀 70 年代，過勞還未發展為嚴重的社會問題，即便如此，當時幾乎所有美國大企業的管理人員每週都要工作60～70 個小時（包括帶回家的工作）。雇主和上司希望員工在每天晚上和每個週六都繼續工作，週日也來上班，並認為這是理所應當

的。斯格爾列舉了 20 世紀 80 年代的一個案例，說公司評價員工的標準就是看他每天能否長時間工作，所以即便想要孩子，不辭職就要不成。員工的升職和加薪都與之相關，這種壓力巨大的環境極易誘發過勞。

雖說有些工作單位的定點概念薄弱，下班時間也不甚明確，但那種經常工作到深夜、幹起活來不要命的工作狂是存在於大部分職場中的。從這個角度來看，可以說導致過勞的並非雇主，而是同一職場中的工作狂們。但是，這些人之所以能夠玩命地工作，也是因為雇主歡迎或者允許他們這樣做。

比如，若辦公室下午七點鎖門，按理說七點以後員工就不能再加班了。在這種情況下，員工或許會把工作帶回家裡做。但是，無論情不情願，員工之所以進行這種「自主性加班」或「輕量加班」是因為，如果不這樣做，工作就會越積越多，就不可能完成或者取得預期成果。即便公司不鼓勵，只要默許員工這樣做，就會成為誘發過勞的重要原因之一。

從最高法院判決看雇主保障勞動者健康的義務

在審理過勞死及過勞自殺案件時，公司一方常常以「工作熱心認真」「責任心很強」等理由，將因過重勞動而犧牲的員工說成是自發性過勞，以此來逃避法律責任。

2000 年 3 月 24 日，日本最高法院審理電通公司青年員工過勞自殺訴訟案件，川人博律師擔任原告代理人。公司一方宣稱該青年員工工作熱心且義務意識很強，這種性格是導致其過勞自殺的主要原因，企圖以此逃避責任。判決書也指出這位犧牲者的性格是「活潑開朗，老實厚道，有責任心，在為人處事上比較執著，有完美主義傾向」。儘管如此，最高法院認定該員工的性格屬於「勞動者常見個性」的範圍，通常情況下是可以預見的，並由此駁回了公司的主張，全面認可了遺屬的訴求，嚴厲責備公司強迫勞動者進行超負荷勞動，疏忽了關照員工身心健康的義務。這件事和下述判決文都應被公司雇主引以為戒：

眾所周知，若勞動者長期在工作日長時間地工作，疲勞和壓力就會不斷累積，最後將有損害勞動者身心健康的危險。《勞動基準法》規定了工作時間；《勞動安全衛生法》第六十五

條第三項雖未對工作內容等進行特別限制，但是規定雇主應盡可能地關注勞動者的身心健康，對勞動者從事的工作進行合理管理。可認為做此規定的目的正是防止上述危險的發生。有鑒於此，雇主在要求其雇傭的勞動者從事某項工作並進行管理之際，要有責任心和義務意識，防止勞動者在工作過程中因疲勞和心理負擔過度積累，以致危害勞動者的身心健康。代行雇主管理職能者，有權在業務上指揮、監督勞動者，與此同時，要代上述雇主承擔應擔負的義務和責任。

第五章　勞動準則和生活方式

關於工作時間的歷史回顧

本章擬通過對勞動標準和生活方式進行考察，找到解決過勞問題的可行性方案。在此之前，有必要回顧一下工作時間的歷史。

我們總是誤認為工作時間會像流水從高處流向低處一樣，隨着時間的流逝變得越來越短。然而事實並非如此。正像本書前面談到的，最近世界各國的工作時間有延長的趨勢。那麼在很久以前，人們的工作時間是怎麼一個情況呢？

在原始時期，人類並非把所有的活動時間都用在狩獵和採集食物上。經濟人類學認為，與現代人的想像不同，在原始時期，靠狩獵為生的人們通常勞動一兩天，然後休息一兩天，或者是連續幾天狩獵後，再連續幾天休息。馬歇爾・薩林斯在《石器時代的經濟學》(山內昶譯，法政大學出版局，1984年)中對今天依然保留着原始社會形態、以狩獵和採集為生的族群進行了調查，並舉例說明，澳大利亞原住民一天勞動 4 ～ 5 小時；剛果的桑人 (布西門族人) 一週只勞動一天半至兩天 (一天 6 小時)，其餘時間優哉遊哉，安然度日。

本書第一章提過朱麗葉・B. 斯格爾的《過度勞累的美國人》，該書介紹了從中世紀到近代歐洲工作時間的變遷。據書中所述，中世紀英國農民通常要從日出到日落勞動一整天。話雖如此，但當時

的工作時間受晝夜、季節、風雨等自然條件和節慶、安息日等風俗習慣的限制，僅節慶日等非勞動日就佔一年近 1/3 的時間。

傑克・阿塔利在《時間的歷史》（藏持不三也譯，原書房，1986 年）中說，18 世紀初，法國普通工匠逢星期日、節日、天氣惡劣的時候便休息，若逢上大集或者生病也不工作，一年僅勞動 180 天。

英國在 18 世紀後葉開始了工業革命，工作時間也隨之突然延長。到了 19 世紀前葉，勞動者平均每天要工作 12 個小時，每週工作 70 個小時。日本工業革命一般指從 19 世紀 80 年代明治維新不久後到 20 世紀初，紡織業、礦山開採業、鐵路業、製鐵業等產業迅速發展的時期。也正是在這一時期，日本的工作時間開始延長了。

有人以江戶時期的農民為例，主張日本民族本來就是「勤勞的民族」，日本人的過勞原因植根於「農耕民族」的「民族性」。然而果真如此嗎？

角山榮在《鐘錶的社會史》（中公新書，1984 年）中講道，早在江戶時期，人們的日常生活中就已經有計時觀念了，只不過當時的計時遵循着大自然的節奏，和現在不同，時間會隨着季節伸縮。

在江戶時期，人們將從日出到日落的白天和從日落到日出的夜晚各自分成六等份，其中的一份叫一刻。從一年來看，一刻平均等於兩小時，但晝與夜的時間會隨着季節發生變化。白晝的一刻夏季長冬季短，夜晚正相反。一天由十二刻構成，以半夜為起點，從子

刻到亥刻，各以十二支為計。時間的最小單位為「四分之一刻」（也隨季節變化，從一年來看平均等於 30 分鐘），還沒有分秒的概念。

明治中期，日本引進資本主義制度以後，開始實行機械化工廠大生產，人們的日常生活也隨之受到時間的束縛。不論甚麼季節都要進行長時間工作，一天的工作時間達到 12 小時或者更長。

從 19 世紀末到 20 世紀初，今天所說的過勞死現象出現並上升為一大社會問題。1901 年（明治三十四年），由社會運動家片山潛擔任總編的工會「期成會」機關報《勞動世界》報道了在芝浦製作所、充電器等企業發生的過勞死事故，死亡員工為 20 多歲和 50 多歲的男性。該報紙指出這些人的死亡原因是「因過勞導致的衰弱和猝死」，並評論道：「如今，工人運動已不僅是工資和權利的問題，而是關乎性命的事。」

當時的農商務省出版了題為《職工狀況》（1903 年）的調查報告書，其中一章談到紡織廠女工的身心狀況問題，文中指出：「一天工作時間短則十二三小時，長則十七八小時，由於在工廠進行過度勞動，合同結束回鄉之時，一下子鬆懈下來，很多人得了病，甚至有不少人死亡。」

限制和縮短工作時間的歷程

　　為了保護勞動者，避免其因超負荷工作而損害身心健康，英國於 1833 年制定了限制和縮短工作時間的《工廠法》。該法引進了工廠監督官制度。與此同時，這項法律還規定禁止雇傭不滿九歲的童工；兒童（9 ～ 13 歲）及少年人（13 ～ 18 歲）的工作時間不得超過早上 5：30 至晚上 8：30，童工的最長工作時間為 8 小時。

　　1847 年，俗稱「十小時法」的《工廠法》出台，規定將青少年和女性的工作時間限定在 10 個小時內。之後又經歷多次修改，到了19 世紀 60 年代後半期，十小時勞動制開始針對包括少年人、女性和男性在內的所有勞動者實行。

　　從這時起，英國工會中有人開始要求實行八小時工作制，並且掀起了爭取八小時工作制的運動。1866 年，馬克思領導的國際勞動者協會在日內瓦召開第一次大會，在會上做出了以下決議：「我們宣佈以限制勞動日（一天的工作時間）為先決條件，若無這一條件，所有改善及解放的嘗試都會以失敗告終。我們倡議以八小時工作制為勞動日工作時間的法定最高限度。」並決定將八小時工作制作為世界工人運動的目標。

　　1886 年 5 月 1 日是五一勞動節（May Day）的起源，這一天，

美國的工人和工會在芝加哥、紐約、波士頓等地為要求八小時工作制而舉行了罷工。19世紀70年代，新西蘭和澳大利亞等國以法律規定了八小時工作制，對象僅限於女性。1917年，八小時工作制度被確立為俄羅斯的一般性法律，這在世界上還是首次。1919年，剛剛成立的世界勞工組織（ILO）通過第一號條約，規定工業領域一天的工作時間不得超過8小時，一週不得超過40小時。

後來，1936年，《休假法》在法國人民戰線內閣的領導下出台，其中規定每週工作時間為40小時，一年帶薪休假2週。第二次世界大戰後，西歐各國的政府和工會長期致力於縮短工作時間，其結果之一便是今天世界上大多數國家都實行每週5天工作制（每週休息2天），每週工作40小時（更發達的國家為35小時），每年帶薪休假4～6週（20～30日）。

大體而言，1850至1870年，發達國家的年度工作時間超過了3000小時，而在1980至1990年，在工作時間短的國家僅為每年1500小時，工作時間長的國家（日本例外）也只有2000小時。

ILO 的勞動標準和日本的《勞動基準法》

　　歐洲和日本員工在工作方式上最大的差距在於年度帶薪休假（年假）。日本員工獲得年假的情況越來越惡劣（見圖 5-1）。

　　1980 年，獲得年假的人員比例為 61%，之後不僅沒有提高，在 2004 年竟然下降到 47%。全年未取得並喪失取得權利的年假總天數達到 4 億天。員工即便好不容易獲得短短幾天休假，實際上也不是用來休閒娛樂，而是用來休病假、育兒、護理老人或者處理其他個人事情（見圖 5-2）。病假和年假原本是兩回事，但都應帶薪。育兒、護理老人或者看護生病的孩子，可以臨時休假或者臨時縮短上班時間。通過增補現行的育兒假及看護假制度，這些措施原本是有望實現的。

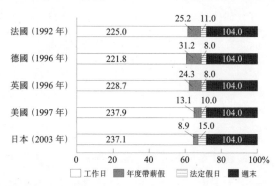

出處：日本國土交通省「安然度假」網站

圖 5-1　日本與其他國家年休假比較

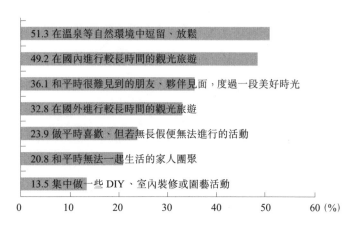

出處：自由時間設計協會，2001 年，製圖者同圖 5-1
註：15 個項目中排名靠前的 7 項。

圖 5-2　兩週連續休假的希望度假方式

　　妨礙員工取得以休閒為目的的年假的主要原因在於，日本企業是以接近 100% 的出勤率為前提來安排工作的，一旦有人申請休年假，沒有人可以替代他工作，申請人本身在人事考核上也會得到負分，影響他的獎金和晉升。所以，在公司指定的休息日之外很難申請到假期，休假大多集中在盂蘭盆節、正月和黃金週。而且就算一天或者幾個小時的短假能夠獲得批准，這樣的假期卻沒有連續性。

　　另外，按照《勞動基準法》的規定，即便是小時工和兼職員工，若從雇傭日算起連續 6 個月上班，並在所有工作日中出勤天數達到八成以上，只要本人提出申請，也可以取得年假，具體按上班小時數、出勤天數、持續工作時長來算。比如，一天工作 4 小時，每週

工作 4 天，連續工作 6 個月，就可以獲得 7 天年假。但是，實際上申請休年假的小時工或兼職員工極少，雇主也基本上不鼓勵小時工或兼職員工休年假。

在歐洲，法律和勞務協約規定給予員工 20～30 日的帶薪年假，員工一般一年能獲得兩次 2～3 週以上的連續休假。與此相比，日本的休假就過於寒酸了。2002 年，自由時間設計協會進行了「有關休假的公民意識及需求調查」，據稱在日本，包括年假和公司指定的黃金週、盂蘭盆節、年末、正月等特定休假在內，一年中能夠獲得兩週以上連續休假的在職人員僅佔總體的 3.5%。有四成員工只能獲得 4 天至不到一週的連續休假，三成員工從未獲得過 4 天以上的連續休假。

30 多年以前生效的 ILO 第 132 號條約規定：「病假不得包含在帶薪年假中，休假最低在 3 週以上，其中 2 週必須是連續的。」然而，由於日本尚未制定與此相應的國內法律，這一條約現在仍未得到批准。

截至 2004 年 3 月，在共計 185 項 ILO 條約當中，日本國會已經批准的有 46 項，僅佔整體的 1/4。ILO 在 1986 年就已通過《石棉（asbest）使用安全條約》，而日本國會在 2005 年 7 月才批准，當時受害者劇增且已引起嚴重的社會問題。而規定了八小時工作制的國際勞工組織第一號條約卻仍未得到日本國會的批准，從 1919 年

其誕生之日起，至今已經過去 86 個年頭。這是因為，1947 年制定的《勞動基準法》雖然在表面上引進了八小時工作制，但卻允許企業超過條約規定的限度，讓員工幾個小時地加班。

「ILO 條約批准促進會」編寫了一本名為《用國際勞動標準改變日本》（大月書店，1998 年）的書，它有一個更著名的名字——「靈活運用 ILO 指南」。正如該書所說的那樣，與工作時間有關的 ILO 條約日本國會一個都沒有批准。這樣的話，不得不說在工作時間方面，日本根本沒有可以參考的國際標準。「global standard」（全球化標準）雖然是日本人創造的英語詞彙，然而，日本在工作時間標準方面應該追求的卻正是 ILO 的「global standard」。

架空《勞動基準法》的「三六協議」

1947 年制定的日本《勞動基準法》規定，18 歲以上的女性員工每天最多加班 2 小時，一週 6 小時，一年 150 小時，並且除了少數例外，原則上禁止女性深夜工作。然而這些規定近年來被多次放寬，在 1997 年修改男女就業機會均等法之後，最終於 1999 年 4 月被廢除。

上述保護法規對女性實行就業限制和禁令，助長了在招工環節和職場上存在的性別歧視。從這一角度考慮，可以說廢除針對女性員工的加班限制等制度有一定的合理性。但另一方面，對女性有害的東西大多數情況下也對男性有害。就算女性希望一天工作 8 小時，也不能說男性願意一天工作 10 小時。尊重人們一天的生活節奏，不論男女，將一天的加班時間限制在 2 小時之內，並使法定工作時間具備實際法律效力 —— 這難道不才是人們應該探索的、勞動時間相關規定的正確發展方向嗎？

　　將一天的加班時間限制在 2 小時之內絕非辦不到。如今很多歐洲國家都通過法律、勞動協約等方式將加班時間限制在一天 2 小時，或者將包括加班時間在內的一天的工作時間限定在 10 小時。

　　和歐洲相比，日本的加班情況則完全不受限制。如上所述，《勞動基準法》在限制加班方面完全起不了作用。根據該法的「三六協議」規定，雇主只要與工會、員工組織簽訂協議並向勞動基準監督署備案，無論讓員工在工作時間之外或休息日加班多久都不會受到懲罰。這一規定未免過分，以至於厚生勞動省不得不將「三六協議」許可的加班時間上限規定為 1 週 15 小時、2 週 27 小時、4 週 43 小時、1 個月 45 小時、2 個月 81 小時、3 個月 120 小時和 1 年 360 小時（1998 年第 154 號告示）。這或許比以前讓勞資雙方商議決定適當工作時間的方針要好一些。遺憾的是，這一新規定卻不具備

法律效力，並不比相當於「三六協議」備案窗口的勞動基準監督署所提供的建議和指導強多少。

有無法律約束力另當別論，將1週加班時間規定為15小時的根據是甚麼？這是說用15小時除以每週5天工作日，也就是說每天加班3小時即可？還是說1週加班總時間不超過15小時，一天可以加班15個小時？恐怕是後者吧。

筆者曾經協助椿木精工（現在的中島）員工平岡悟的遺屬打官司。1988年4月，該員工因超負荷工作致死，年僅48歲。他曾被迫一年工作3600個小時以上。他所在的工廠與員工簽訂「三六協議」，把「一天能夠延長的工作時間」規定為「男性5小時，女性2小時。……但是，對男性員工來說，根據生產工程的情況，有時因為需要修理、維護機器，加班時間會達到15個小時以內」。（參看拙作《以企業為中心的社會時間結構》）。要是這麼看，正常上班時間為9小時（實際工作8小時，休息1小時），允許加班15小時，這就有可能讓員工一天工作24個小時。

如今，以協議的形式規定男女不同的加班時間這一行為已不被允許。然而，除這一點外，「三六協議」中有關延長工作時間的規定卻幾乎沒有變化。

2003年2月，勞動基準市民監察員要求大阪中央勞動基準監督署向外公佈其所轄企業的「三六協議」，結果只公佈了部分企業的協

定，還有約 600 家企業的名稱被塗黑了。可以看到，其中很多協定都允許除休息日外全年加班 900 小時、1000 小時、1400 小時。一天的延長工作時間分別是 13 小時、13 小時 30 分和 14 小時（見圖5-3）。這樣看來，儘管厚生省對企業十分寬容，僅僅將一年的延長工作時間限制在 360 小時以內，但就連這一規定都失去了法律效力。

在這之後，上述勞動基準市民監察員認為，為了保護勞動者的生命、健康和生活，有必要公開所涉企業名稱，並因此對大阪勞動局提起了訴訟。2005 年 3 月，大阪地方法院認可原告的主張，要求大阪勞動局公開上述企業的名稱。由於政府沒有上訴，該項判決生效。

公司或工廠所在地				
████████████████████████				
規定工作時間	能夠延長的工作時間			期間
	1 天	超過 1 天的一定期間	起算日	
平均 4 週每週 37 小時 30 分鐘	13 小時 40 分	· 1 個月 45 小時 · 1 年 360 小時 · 但是根據 ██████████ ████████與工會的協議，1 個月最多可以延長 150 小時，1 年最多可以延長 1000 小時	4 月 1 日	自 2002 年 4 月 1 日
		2 週 12 小時 1 年 150 小時		自 2003 年 3 月 31 日
規定休息日	能夠工作的假日及上下班的時刻			
週休日及假日	週休日及假日 8：30 至 17：00。但是，根據工作需要，若任務特別重，可在 0：00— 24：00 的範圍內實施。			

圖 5-3 「三六協議」允許每年加班時間達到 1000 小時

美國的「工作與生活平衡運動」

由於過勞現象愈演愈烈，最近在美國和英國，人們經常使用「工作與生活平衡」(work-life balance) 這個詞語。喬安娜·朴在《企業人摧毀企業 —— 工作與生活平衡的建議》(朝日新聞社，2002年)一書中講道，在美國的大企業裡，男女員工超負荷工作導致壓力大、精疲力竭 (burn out)、士氣低下、無法照顧孩子的情況正在加劇。為了解決這個問題、提高生產力並保存人才，企業大多倡導工作與生活相結合的工作方式。

具體來講，公司在上班形式和育兒方面提供照看、轉崗、健康、諮詢、保險、休假、教育等多種多樣的便利。在上班形式方面，最重要的是「flex work」，也即彈性工作制，具體採用以下措施：①上班時間彈性化 (比如，除 11：00—14：00 點這段核心上班時間之外，其他時間可以調整)；②裁量勞動制 (但是，一天要工作 8 小時以上，且沒有加班補助)、壓縮工作週 (比如 1 天工作 10 小時，工作 4 天，一週工作 40 小時)，縮短上班時間 (以便育兒、看護等)，分擔工作制 (job sharing，兩人分擔一項工作)，遠程辦公 (telework，利用信息通信工具在家工作)。

據美國人事管理協會 2000 年度的調查統計，58% 的企業實行

彈性工作制，31% 的企業實行壓縮工作週，37% 的企業實行遠程辦公。不過，這只是企業提供相應方案的比例，員工對上述方案的實際利用率要比這個數字低得多。

真正的問題不在於此。上述各項方案，如為方便員工育兒在公司內設立托兒所，為方便員工轉崗而為其配偶找工作、為其子女轉學等，這些都是公司主動提供的解決方案。但是，公司這樣做並不是為使工作時間標準化，而是使其多樣化、分散化和個人化。這樣一來，雖然工作時間的個人差距加大，員工在上班形式方面的選擇也增多了，但是，全體員工的工作時間並未減少，也不能有效防止過勞。上述這些措施即便得以順利實施，也不過是對工作和生活的過度失衡做了一些調整而已，造成長時間工作的根本原因依然存在。

英國的「工作與生活平衡運動」

2000 年 3 月，英國貿易產業部提出了「工作與生活平衡」（work-life balance campaign）的口號，這項運動正式拉開帷幕。

本書在第一章介紹過英國貿易產業部於 2002 年公佈的調查，該調查稱英國人工作十分辛苦，「每 6 個勞動者中就有 1 人每週工

作 60 小時以上」。這項調查正是上述運動的產物。

在歐盟各國中，英國人的工作時間最長。從 20 世紀 90 年代中期開始，英國的經濟狀況一直很好，失業率從 1993 年的 10% 左右下降至 2004 年的 4% 左右。由於經濟形勢良好，再加上其他國家也存在的工作時間兩極分化的影響，在這一時期，由於長時間勞動而損害到身心健康的員工大幅增多。據英國「衛生委員會辦公室」的資料統計，由於工作壓力太大，請病假的人不斷出現，給國家造成了每年 3 億 7000 萬英鎊（1 英鎊按 200 日元計算，達 740 億日元）的損失，員工缺勤總天數達到 100 萬天。再者，由於英國女性就業率大幅度提高，長時間勞動的現象在女性員工中也極為常見，如何支持女性就業及雙職工家庭育兒成為一個不可小覷的社會問題。

在這種情況下展開的「工作與生活平衡」運動，其目的在於處理長時間工作和身心健康的問題，創造舒適的工作環境，擴大彈性工作制的選擇範圍，支援雙職工家庭的育兒活動，等等。

在協調工作與生活的節奏這件事上，英國與美國最大的不同在於，英國有政府的參與，而美國則完全依靠民間來進行。

但是，英國運動的核心和美國一樣，都是 flexible working ——彈性工作制。

在彈性工作制方面，英國貿易產業部提倡的具體措施與美國的「全年工作時間合同制」「壓縮工作時間制」「分擔工作制」相似，其

中包括：在孩子學校放假期間，員工可以享受無薪休假；2002 年《雇傭關係法》實施（2003 年 4 月）後出生的孩子，其父親在孩子出生後的 8 週以內可以享受 2 週的帶薪休假。女性員工產假為 26 週，如果該女性員工在同一雇主手下連續工作 6 個月的話，最長還可以再追加 26 週。

另外，據 2002 年英國《男女共同企劃白皮書》表示，雖然英國已經於 1999 年在法律上引進了育兒休假制度，但在孩子滿 5 歲之前只保證 13 週休假，之後一年最多只有 4 週，且不保證休假期間的收入。日本從法律上保證孩子滿 1 歲之前的育兒休假，休假期間通過就業保險給予 40% 的工資。而且法律明確規定在孩子滿 3 歲之前，雇主必須採取措施縮短員工的工作時間。

在勞動保障部設立的一個名為「工作與生活協調方案研究會議」的網站上有這樣的說明：英國的「工作與生活平衡」運動對企業和員工雙方都是有利的。對企業來說，好處是保障了熱情高、壓力小的勞動力。具體來說，企業可以最大限度地發揮勞動力，創造一個輕鬆的職場環境，保證員工的忠誠和工作熱情，吸引中老年齡層的兼職員工，提高生產效率，減少長期缺勤現象，提供多種選擇並獲得好評，留住優秀的員工，等等。

對員工來說，最主要的好處是無論在職場還是家庭都能獲得較強的幸福感。具體來說，能提高責任心、體驗當家做主的滋味，與

經營者保持良好關係，增進尊嚴感、健康、集中力和自信心，保持忠誠心和責任感，區分家庭生活與工作，增加個人時間，自主安排職業生涯，等等。

儘管這些好處聽起來十分誘人，但上述措施並未涉及限制和縮短工作時間這個最關鍵的問題。英國雖然是《工廠法》的祖國，但是長期以來並沒有規定工作時間，只是於 1998 年引進了歐盟的工作時間制度，規定每週工作時間的上限是 48 小時。儘管如此，假如勞動者自己希望每週工作 48 小時以上，在得到勞動者的首肯之後，則可以無視這個限制。據 CBU（英國產業聯盟）調查，有超過 1/3 的英國員工提交了超時間工作同意書。

由於英國的「工作與生活平衡」運動對上述問題視而不見，它到底能在多大程度上糾正長時間工作的現象是值得懷疑的。

英國貿易產業部的調查顯示，英國約有六成員工支持「工作與生活平衡」運動，而每 4 人中有 1 人（佔整體的 25%）雖然希望工作和生活取得平衡，但又認為，那樣的話「自己的職業生涯將會受損」。

擴充彈性工作制的內容，對協調工作和生活來說是不可或缺的。儘管如此，若只是擴大彈性工作制的選擇範圍，卻不糾正每週超過 60 小時的長時間工作現象，只會導致兼職員工、派遣制員工和合同工的數量增多，助長正式員工的超負荷工作，加劇工作時間的兩極分化，這一點在日本已經得到了證明。因此，筆者認為，不

應無差別地推進工作時間非標準化、多樣化和個人化，而是應該像從前一樣，維持一天 8 小時、一週 40 小時的法定工作制度，如果超過這個時間，就要將加班時間限制在不損害「工作與生活平衡」的範圍內，這才是上策。

工作時間就是生活方式

1990 年，過勞死律師團全國聯絡會議編著了一本前半為日語後半為英語的書——《KAROSHI「過勞死」》（窗社），還出版了英文單行本。編著這本書的核心人物是川人博律師，在他的邀請下，筆者編寫了其中關於日本人的工作時間的一章，並將英語標題翻譯成「The Life Style of Japanese Workers」。在英語國家的人看來，工作時間最能體現生活方式。

N. 奧利弗和 B. 威爾金森是研究經營學的英國學者，兩人的合著《英國產業的日本化》（1988 年第一版，1992 年第二版，無日譯本）研究了 20 世紀 80 年代後半期戴卓爾政權下的英國對日本經營方式的引進，以及日本企業在英國持續不斷的投資。《英國產業的日本化》第二版以「森岡的結論」的方式引用了筆者上述關於日本人工作

時間的觀點：

> 在日本，年富力強的男性員工將大部分生活時間都奉獻給了公司，將其用於工作。他們完全沒有時間參與家庭生活和家務勞動。於是，女性不得不擔負起幾乎全部家務和育兒的責任。結果，大部分女性代替沉迷於工作的丈夫，成了全職主婦，即使參加工作也只能打一些零工。

這本書已經出版了二十幾年，而日本人的生活方式卻沒甚麼太大變化，依然是「男性加班，女性打工」。不僅如此，與 20 世紀 90 年代初相比，現在已婚女性的就業率已大大提高，對職業女性這個整體來說，職場和家庭的矛盾正在不斷加劇。

從兩個層面上來說，日本女性是發達國家中過勞程度最高的。據早前 HNK 廣播文化研究所輿論調查部編著的《生活時間的國際比較》（1995 年）表示，在日本、加拿大、美國、英國、芬蘭這五國中，日本女性的工作時間最長（見表 5-1）。不僅如此，日本女性用於做家務的時間等於或者超過其他國家的女性。這樣一來，若在工作時間之外再加上做家務的時間，就「廣義的工作時間」而言，日本女性在五國所有男女勞動者中超負荷工作的情況最為嚴重。若只看工作時間，五國中日本男性絕對是最長的，然而，若計算包括有

償工作和家務勞動在內的「廣義工作時間」，日本男性還不及日本女性。從這裡可以看出，日本勞動者的生活方式就是工作和生活嚴重失衡。

表5-1　在職員工的1週工作時間和家務時間（單位：小時，分）

		日本	加拿大	美國	英國	芬蘭
男性	工作時間	52.44	44.13	45.09	36.38	39.33
	家務時間	3.37	11.33	13.25	14.35	13.18
	合計時間	56.21	55.46	58.34	51.13	52.51
女性	工作時間	39.19	37.20	33.57	25.26	30.27
	家務時間	24.23	20.18	23.55	25.12	23.48
	合計時間	63.42	57.38	57.52	50.38	54.15

出處：NHK 廣播文化研究所輿論調查部《生活時間的國際比較》，1995 年

日本社會容許人們選擇的工作方式並不多。2002 年 12 月，厚生勞動大臣、日本經團聯會長、日本工會聯合會長聯名發表「政府、員工、雇主關於多樣工作方式和工作分擔的協議」，其中強調了「推進多種多樣的工作方式能夠增加勞資雙方的選擇，是十分必要的」。但是，隨着雇傭形式的多樣化和勞務市場的流動化，雖然人們確實擁有了更多的選擇，但實際上，只是雇主擁有了更多「讓人工作的方式」，對勞動者來說，「工作方式」卻不一定增加了。

在日本社會，男性關於全職和固定工作的觀念根深蒂固。對他們來說，除了學生，兼職工作（包括打工）只是暫時的權宜之計，並非每個人都樂意接受。正如田中重人指出的那樣，即使在 1999 年

開始實施的《男女共同參與社會基本法》中，男性都被默認為全職勞動者，且被排除在彈性工作制的對象之外。

話雖如此，女性也沒有選擇生活方式的自由。《男女雇傭機會均等法》於 1985 年出台，並於 1997 年進行了部分修改。但是，這些修改僅限於將此前的「女性職員」改稱為「一般職員」，將以前的「男性職員」改稱為「綜合職員」，實質上是一種比較溫和的差別雇傭管理，帶有間接的性別歧視。最為明顯的是，直到現在，大部分女性學生都被錄用為「一般職員」。順帶一提，厚生勞動省最近以使用差別管理模式的企業為對象實施了調查。據稱，截至 2003 年，「綜合職員」中女性的比例不超過 3%。2004 年 4 月的錄用（內定）者中，女性只佔「綜合職員」的 12%，佔「一般職員」的 96%。

兼職時薪改革與「荷蘭模式」

你可曾聽說過「荷蘭模式」？這是一場社會改革實踐，旨在消除全職員工和兼職員工的時薪差距，按照工作時間對兩者一視同仁，並以此推進男女平等和解決失業問題。中年留學荷蘭的城市規劃師角橋徹也指出，所謂的「荷蘭模式」是指男女共同承擔家務，

全職和兼職混合的雙職工模式。其核心內容是禁止對全職員工和兼職員工在時薪、養老金、保險、社會保障、就業期限、晉升等勞動條件上施行差別待遇，除非僱主有特殊困難，否則都應保障勞動者從全職轉為兼職或從兼職轉為全職的權利，通過讓女性進出職場、讓男性參與家務，消除社會生活中的性別歧視。如今，據說若全職員工的時薪為 100%，兼職員工的時薪也已達到 95% 左右（日本僅為 50%）。

「荷蘭模式」的支柱是於 1996 年修改的《勞動法》和於 2000 年實施的《工作時間調整法》。這一改革最矚目的成果是失業率的顯著下降。荷蘭的失業率在 20 世紀 80 年代曾一度超過 10%，而在 2000 年卻驟降至 2% 左右。乍一看失業問題似乎得到了圓滿解決。然而，2004 年，失業率又反彈至 6% 左右，為 1996 年來最高。從這點來說，我們在評價其成果時便不得不有所保留。

即便如此，這一改革對工作時間的影響巨大，仍然值得正面評價。荷蘭的工作時間原本就很短，在 20 世紀 80 年代初，每年工作時間已經縮短到 1500 小時左右。在 20 世紀 90 年代，其他國家工作時間減少的速度逐漸放緩，甚至轉為增加。這時，荷蘭的工作時間卻還在繼續減少，最近已減至每年 1350 小時左右，比歐盟國家的平均時間還要少 300 小時。

荷蘭與日本的相似之處在於兼職員工所佔比例較高（見表

5-2）；不同之處在於日本「男性加班，女性兼職」，性別分工明顯，工作時間兩極分化。與此相比，在荷蘭，男女員工長時間工作的比例都極低。每週工作 50 小時以上的員工比例，在日本為 4 人中有 1 人多，而在荷蘭為 70 人中有 1 人（見表 5-3）。從這種巨大的差異來看，「荷蘭模式」不僅成功解決了失業問題，在縮短工作時間和防止過勞上也非常成功。

表5-2　兼職勞動者的比例

	兼職就業率 (%)		
	合計	男性	女性
歐盟 15 國	11.6	4.5	18.8
德國	13.8	3.9	23.8
法國	10.4	3.6	17.0
英國	17.4	6.8	28.3
意大利	4.7	2.1	7.4
荷蘭	32.8	17.3	48.7
瑞典	16.0	7.4	25.0

出處：歐洲統計局

註：2003 年數據。兼職是指每週工作時間不滿 30 小時的勞動者。

表5-3　每週工作50 小時以上的人的比例 （%）

日本	28.1
美國	20.0
英國	15.5
法國	5.7

德國	5.3
意大利	4.2
瑞典	1.9
荷蘭	1.4

出處：ILO
註：2000 年的數字。

日本男女的工作時間差距與收入差距

　　荷蘭通過減少全職員工和兼職員工的時薪差距，成功地解決了失業問題，縮短了工作時間。與此相比，在日本，不僅全職員工和兼職員工的時薪差距很大，男女間的時薪差距也很大。

　　厚生勞動省《工資結構基本統計調查》2001 年的數據顯示，在對一般男性、一般女性、兼職男性、兼職女性的時薪進行比較後發現，他們之間的比例是 100: 66: 51: 44（從金額來看分別是 2028 日元、1340 日元、1029 日元、890 日元）（見表 5-4）。對一般員工平均每年發放 3 倍規定月薪左右的獎金及其他特別津貼，而兼職員工則沒有這些待遇，這樣算來，一般男性員工和兼職女性員工之間的差距只會更大。

下面我們來考查男女差別。

表5-4　從性別來看普通員工和兼職勞動者平均時薪的變遷

年份	男性			女性		
	普通員工	兼職員工	差距（普通=100）	普通員工	兼職員工	差距（普通=100）
1993	1904	1046	54.9	1187	832	70.1
1994	1915	1037	54.2	1201	848	70.6
1995	1919	1061	55.3	1213	854	70.4
1996	1976	1071	54.2	1255	870	69.3
1997	2006	1037	51.7	1281	871	68.0
1998	2002	1040	51.9	1295	886	68.4
1999	2016	1025	50.8	1318	887	67.3
2000	2005	1026	51.2	1329	889	66.9
2001	2028	1029	50.7	1340	890	66.4

出處：厚生勞動省「工資結構基本統計調查」

據「社會生活基本調查」統計，2001 年雙職工家庭的男女工作時間差別大約是 100: 64；結合包括兼職在內的工資性別差 100: 50 來看，收入差距為 100: 32。包括所謂職業主婦家庭在內，在所有家庭中，男女的工作時間比為 100: 42，收入差距為 100: 21。結果，僅就日本的雙職工家庭而言，女性的收入僅為男性的 1/3，若算上妻子無業的家庭，在所有家庭之中，女性收入僅為男性的 1/5。

這樣看來，不論對女性還是男性來說，自由選擇生活方式的主要障礙是兼職員工，特別是兼職女性員工的時薪過低。如果日本也

像荷蘭那樣，致力於縮短工作時間，不論男性和女性，全職員工和兼職員工都能獲得「平等的時薪」，進入職場、選擇全職工作的女性人數就會增加，選擇兼職工作的男性人數也會慢慢增加，與以前相比，很多男性或多或少都會增加做家務和休閒娛樂的時間。雖然「男性就應該全職」這一固有觀念根深蒂固，但如果男女之間的時薪差異逐漸縮小，男女就業機會進一步平等，根據夫妻的行業、職位不同，女性收入大於男性的家庭就會增多，這樣一來，或許男性便會萌生出「主夫意識」，並為取得育兒休假而制定新的家庭戰略。

美國的減速生活者增加

《廣辭苑》對「生活方式」(life style) 的定義如下：「生活式樣，特別是包括興趣和社交在內的、能表現一個人的個性的生活形態。」當我們談及美國人、日本人等社會族群的生活方式時，會受到該國的歷史、文化、職業生涯和工作時間等因素的限制。個人的生活方式也受到社會的制約，並非完全自由。儘管如此，由於生活方式與個人的工作方式和生活態度密切相關，某種程度上也可說是個人選擇的問題。

在美國社會，工作過度和奢靡浪費的現象十分普遍。在這種情況下，比起收入更注重自由時間、比起成功更注重生活質量和自我實現的人正在增多，他們「雖然收入減少了，卻過得比以前幸福」。這些經廣泛調查和採訪得出的結論來自《浪費的美國人》，它的作者正是前文提到過的朱麗葉·B. 斯格爾。斯格爾認為生活方式的轉型就好比轎車從高速行駛切換到低速排擋，她將實行這種轉換的人稱作「down shifter」（減速生活者）。

《浪費的美國人》第五章論及「減速生活者」，這一章的篇章頁上畫着一個正在走路的女性「減速生活者」，插圖上還標有說明：女性懷抱着的蔬菜上寫着「購買有機食品」「再利用可回收紙袋」；手中拿着的錘子上寫着「能修理就不買新的」；旅遊鞋上寫着「放棄健身房的會員資格，傍晚和伴侶一起散步」。

斯格爾表示，在 1990 —1996 年間，美國的成年人每 5 人中約有 1 人（佔整體的 19%）自發性地改變了生活方式，不顧收入減少，不到規定年齡就退休了。其中有 85% 的人對自己在生活方式上的轉變感到滿意。同一時期，每 10 人中約有 1 人（12%）因為失業、工資下調或者工作時間變更等原因而非自發性地「減速」，這部分人中又約有 1/4（24%）對自己生活方式的轉變持肯定態度。兩者合計，約佔美國成年人口的 1/5。他們的收入雖然比以前少了，卻過着比以前更幸福的生活。

這是因為屬於自己的時間增加了，壓力減輕了，工作和生活越來越平衡。

日本人生活方式的種種轉變

轉變工作方式並非輕而易舉。儘管如此，近年來，日本人也開始對工作一邊倒的現象提出質疑。不少人因為面臨着健康問題、育兒的煩惱、過早的退休年齡而選擇更換成時間較短的工作，或者搬到鄉下去住，或者拒絕長時間加班。人們的生活方式發生了變化，而這樣的人越來越多。在書店裡、互聯網上，到處都是關於「田園生活」的書和信息，簡直是一股商業熱潮。

有些人渴望脫離忙碌的大都市，憧憬着田園生活，於是搬到鄉下或者地方上去住。在這些人裡，最典型的是遷居到沖繩去的人。據日本總務省「居民基本台賬人口移動報告年報」（2004年）統計，最近幾年，每年有兩萬四千人到兩萬五千人從其他都道府縣移居到沖繩。這一數字裡也包括在外讀書或者工作後返鄉定居的沖繩本地人，和人口規模相似的大分縣比起來似乎並不算多。

即便如此，值得注意的是，除福岡縣以外九州各縣每年的遷出

人口都遠大於遷入人口，與之相對，近幾年沖繩的遷入人口卻比遷出人口平均多出近 2000 人。

在沖繩移居信息網站上有這樣的信息：小島上出現了外來人口比本地島民還要多的現象；在由三個小島組成的座間味村生活着約 1000 人，有資料顯示其中的 1/3 是從沖繩以外的地方搬來的。

據説長期住的人口中有不少並未辦理居民登記手續。沖繩縣失業率高、工作不好找，然而人們還是對這裡着迷，有些人是因為自然風光，有些人是因為風土人情。另外，不能否定的是，「減速生活」（down shifting）也是沖繩移居潮的原因之一，人們選擇離開喧囂忙碌的大都市，減少賺錢所需的工作時間，轉而去做自己喜歡的事情。

最近，與「減速生活」意思相近而略微不同的另一個詞——「慢生活」（slow life）也開始在人群之間流行。同樣流行的還有「慢食主義」（slow food）。以麥當勞為代表的漢堡和炸雞等食品被稱作快餐，中卯的烏冬麵和吉野家的牛肉蓋澆飯也是如此。由於人們對快餐文化感到疑慮，慢食主義運動得以迅速發展。其理念是講究細嚼慢嚥，享受吃飯的樂趣，重視鄉土料理，保護親手烹調的優質美食。這種理念和運動始於 20 世紀 80 年代意大利一個名叫布拉的小鎮，自其誕生起便與形形色色改良飲食的潮流互相呼應，進而風靡全世界，甚至在日本也悄悄掀起了熱潮。

實踐慢食和慢生活的人或許自身就是社區貨幣（由居民團體、市民團體發行的僅在特定區域和團體內有效的交易手段，用於互通好意和服務）的使用者。即便並非如此，社區貨幣的發行和使用體現了對社區內互幫互助和合作精神的重視，在這一點上是與慢食及慢生活相互關聯的，也就是說，這也是一種新生活方式的運動。日本全國已有數百種社區貨幣，而這一數字還在持續增加。

2004 年版《國民生活白皮書》在對「以社區貨幣促進社區活動的可能性」這一議題進行研討後指出：「社區貨幣能夠帶來哪些效益？可以形成有利於環保的生活方式，增加福利和護理服務，刺激社區經濟發展，加強居民之間的聯繫，促進鄰里互幫互助等，不同社區將會有不同的效益。」

但是，要想支持這些活動，沒有時間是萬萬不行的。據上述白皮書統計，「一天中能夠自由支配的時間」不足 3 小時者在 30 多歲的人群中佔 70%，在 40 多歲的人群裡佔 69%。因此，有 43% 的 30 多歲的人和 47% 的 40 多歲的人表示，他們不能參加社區活動的主要原因是「沒有活動的時間」。另外，現在實際上只有 7% 的 30 多歲的人和 12% 的 40 多歲的人參加社區活動。因此，要想讓慢食主義和慢生活在社區裡紮根，必須增加社區居民的自由支配時間。

菜園家庭革命

筆者在為寫作本書做準備的時候，得知在當今日本，小貫雅男最先提倡轉變生活模式，從奢靡浪費和過度工作的惡性循環中脫離出來。小貫雅男是研究蒙古的學者，也是三十幾年前與筆者同在大阪外國語大學工作的同事。

1970 年以來，小貫雅男時常前往蒙古，深入遊牧民的社會及社區。從 1992 年秋天開始，他在位於蒙古山地及沙漠地區一個名叫柴爾格的村子裡住了一年，進行田野調查。紀錄片《四季與遊牧 —— 柴爾格的人們》便是對這一時期的影像記錄。

1995 年，滋賀縣立大學剛一成立，小貫雅男便來到該校人類文化系工作，在學生們的配合下，這部全長 7 小時 40 分鐘的紀錄片得以在全國上映，並吸引到兩萬多人前來觀影，引起了很大反響。

與此同時，小貫雅男通過對蒙古的深入考察，從全新的角度指出了日本社會及社區面臨的諸多問題：「無限膨脹的慾望、消費和生產的惡性循環」，並在此基礎上提出「菜園家庭革命」的構想。

這項構想所描繪的菜園家庭社會，簡而言之，是一個「CFP 復合型社會」—— 資本主義的「C」(capitalism)，小經營家庭的「F」(family)，公共的「P」(public)。這一社會實行「週休五天制」，人

們每週在「C」領域或「P」領域工作兩天，從事傳統工業及其他產業的工作，或者從事行政、教育、醫療、社會福利等公務。剩下五天時間在「F」領域的菜園裡經營農業，或者以個體戶的形式自營商業、服務業和手工業。

雖然名義上是「週休五天制」，但因為五天都在勞動，給人感覺像是淨在勞動了。但是，一週在 C 或 P 領域工作兩天，獲得工資收入，然後在 F 領域實現某種程度的自給自足，這樣一來，生活就有了穩定的基礎。而且，菜園家庭與過去所謂的兼職農民不同。兼職農民種植商品作物，也從事農業以外的工作，專事追求貨幣收入。而菜園家庭對市場的依賴程度較低，也能在一定程度上抑制消費慾望。因此，人們得以從超負荷工作下解放出來，獲得充裕的時間，並自由地從事創造性活動。

這項社會改造計劃是以小農家庭為核心進行的，與抑制小農經濟的傳統社會思想有着本質不同。可想而知，這項構想在付諸實踐的過程中將會遇到以土地使用問題為主的諸多困難。

雖說如此，要從過去那種大量生產、大量浪費的「擴張型社會」過渡到人與自然可持續發展的「循環型社會」，菜園家庭社會的構想非常值得我們研究。一方面存在大量失業人員，另一方面存在長時間勞動者，這樣的現象是極不合理的。為了消除這一現象，不僅需要建立能同時轉變生活方式和社會體系的工作分擔機制（work sharing），還需要在此基礎上有意識地引進菜園家庭社會的構想。為了讓日漸式微的農林業恢復生機，讓傳統的地域生活文化和手藝人的手藝復蘇，我們有必要學習這一構想，也要在社會中建立一種自動防禦機制，以防止市場原理的暴走失控。

生活方式運動也會帶來商機嗎？

所謂資本主義，就是無論出現甚麼新潮流，都能馬上將其化為商機。比如說，美國有一群叫作 LOHAS（Lifestyles Of Health And Sustainability，健康和可持續的生活方式）的人，據說佔全部成年人人口的 27%（共計約 6000 萬人）。實際上，調查並提供這一信息的正是一家與健康食品相關的市場調查公司。近來，在剛才談到的沖繩移居熱和田園生活熱中也出現了包括住宅租賃、買賣在內的各種各樣的商機。

田中夏子與杉村和美在其合著的《與慢節奏的工作方式相遇》（岩波書店，2004 年）中談到，從「慢食主義」到「慢生活」，再到「慢工作」，「慢」的潮流正在不斷蔓延。該書還以實踐案例的形式，介紹了從農村蔓延至城市，以至出現在日本全國各地的「慢節奏工作

方式」；並以「慢節奏工作方式」為關鍵詞，追蹤調查了「就業機會」和「社區發展」為人們帶來的喜悅和困難，令人讀後興味盎然。

我們前面也已經講過，2002 年 2 月，經過三井物產戰略研究所的努力，「慢城市聯盟」成立並開始活動，截止到 2004 年 12 月，日本全國已有 50 個市町村成為其會員。聯盟網站上登載着這樣的「入會指南」：

> 慢城市聯盟的目的是建設一個寬容的社會，兼具重視效率和便利性、追求新事物的「快社會」和重視保存與再生、對萬事精雕細琢的「慢社會」二者的特點，讓每個公民都有更多的選擇，真正實現「更美好的人生」。

「慢節奏城市」聯盟的具體活動內容可以用「保存、再生和循環」這三個關鍵詞來概括，包括當地產當地銷，改建農家，更新鄉土文化、鄉土手藝、鄉土工藝品、鄉土料理，保存並恢復家鄉的山川海洋及文化，恢復自然能源，鄰里互幫互助等措施。這樣做的目的是重塑從前被「快社會」破壞了的「慢社會」。

因為不能否定快社會，就只能說構建「兼容快節奏和慢節奏兩種生活方式的社會」。若無法用「慢社會」來控制「快社會」，也無法形成「慢商業」，「慢熱潮」之中的商業是無法持久的。

終章　給過勞踩剎車

對飲食、睡眠和家庭生活的現狀，你滿意嗎？

　　一個人如果一天工作超過 10 個小時，一週工作超過 50 個小時，是不可能擁有健康的文化生活的。正如前文所述，日本男性之所以能夠超長時間地工作，是因為他們將維持家庭生活所需的家務事全部推給了女性。然而，近年來很多女性結婚後仍會繼續工作，或者做全職，或者做兼職，這樣一來，將雇傭勞動和家務勞動相加，女性的過勞程度比男性還要高。

　　男性勞動者中也有很多人不僅沒時間做家務，連吃飯的時間都無法保證。在大城市工作的人每天上下班來回需要 2 小時左右，一天還要工作 10 小時以上，一般沒有時間吃早飯，即便吃也只能狼吞虎嚥。某項調查顯示，日本工薪階層的午飯時間平均只有 10 分鐘多一點。近年來，以從學生時代就一直在外就餐的年輕職員為中心，早餐、午餐、晚餐都在外邊吃的人正在逐漸增加。雖說晚飯應該在傍晚吃，但現在能在工作日的傍晚吃上晚飯的人越來越少了。從時間段來講，很多人在吃夜宵的時間才能吃上晚飯。

　　這樣一來，已婚者回家後也幾乎沒有太多時間與妻兒溝通感情。不僅如此，有時還要參加工作方面的應酬，在家裡也得處理與工作相關的電子郵件，甚至不得不犧牲睡眠時間。結果，疲勞得不

到緩解，還徒增壓力，身心都受到損害，最壞的情況下甚至會危及性命。

NHK 每 5 年舉行一次「國民生活時間調查」，根據該項調查，「在職人員」工作日的平均睡眠時間在 1970 年為 7 小時 51 分，2000 年減少至 7 小時 7 分。而在 2000 年，30 多歲的男性員工在工作日平均工作 9 小時 46 分，睡眠 6 小時 56 分。工作時間比睡眠時間還長 2 小時 50 分。工作日如此，週末若能補覺倒也罷了。但事實並非如此。週六睡眠時間為 7 小時 52 分，週日睡眠時間為 8 小時 27 分。如果按一天工作 8 小時計算，平均兩個人中有一人多週六也在上班（每人平均工作 4 小時 41 分），四個人中有一人多週日也上班（每人平均工作 2 小時 14 分）。

睡眠時間之所以減少，原因之一是看電視和上網的時間增加了，同時經濟活動 24 小時化的傾向也在不斷發展。當然，不能說這些因素都導致了工作時間的增加，但是就 30 多歲的男性勞動者而言，平均每週工作 55 小時以上確實是造成他們睡眠不足的主要因素，這一點毋庸置疑。

父母工作時間過長對孩子來說也是件不幸的事。在今天的日本，雙職工家庭正在不斷增加，然而，無論是兒童教育的社會環境，還是托兒所的數量，都不能滿足正在形成的雙職工家庭社會的需求。同時，需要強調的是僅僅建設足夠的托兒所也是不能解決問題

的。最近社會上認為「減負教育」導致學生學習能力下降的聲音很多，甚至有人說要修改學校剛剛實行不久的每週兩日休息制。

那麼，在每週休息兩天的制度下，孩子們是不是就能快樂地度過休閒時光呢？其實不然。日本文部省（現在的文部科學省）的調查顯示，1985—2000年，上補習班的孩子在小學生之中的比例從17%增至28%，在中學生之中從45%增至70%（截止到2000年，參加各種「才藝訓練」的小學生的比例高達92%）。近來補習班爆滿的情況雖然有所減緩，但也並無大的改觀。據說補習班又被人叫作「日期變更班」，從週一到週五，有的中學生補習班會上到夜裡12點以後。週日和放假的時候則一天上8小時的課，某些特訓班一天要上10個小時。

工作時間過長，夫妻沒有獨處的時間，也沒有育兒的時間。長此以往，夫妻之間會產生分歧與不和，最後甚至會離婚。在這種女性被迫負擔全部家務及育兒責任的環境裡，男性的長時間勞動會迫使女性要麼選擇不結婚，要麼選擇不要孩子。如果女性採取和男性一樣的工作方式，這種傾向就會更加明顯。今天日本的「少子化」現象恐怕與上述情況不無關係。

根據2003年《厚生勞動白皮書》的統計，結合每週工作時間在60小時以上的正式員工的地域分佈與合計特殊出生率（一名女性一生的平均生產數）這兩項數據來看，男女都從事長時間工作比例越

高的地區，嬰兒的出生率越低，兩者成反比。就已婚男性正式員工而言，關東南部地區長時間工作者的比例最高，為 13.1%，同時嬰兒出生率僅為 1.21 人，為最低。相反，沖繩的長時間工作者比例最低，而嬰兒出生率為 1.81 人，為最高。

工作太忙，無暇往來鄰里，也無暇參與選舉

工作時間過長不僅危害家庭生活，也妨礙社區活動。最為明顯的是，在 PTA 或者社區自治會的集體活動上總是很難見到父親們的身影。人們花在工作上的時間越長，就越沒有時間參加社區義務活動，於是人際關係變得冷淡，社區公共事務和互幫互助活動越來越難以維持。筋疲力盡的人越多，人們對他人的同情心就越少，人與人之間的關係會越來越疏遠。

日本內閣府以 60 歲以上的老年人為對象，進行了題為「有關老年人生活和意識的國際比較調查」，上述《厚生勞動白皮書》在參考這一資料的基礎上，對「鄰里交往水平」進行了圖示分析（見圖終 -1）。從該圖可以看出，和其他國家相比，「幾乎每天」都有機會和朋友及鄰人交談的日本人所佔比例較低，而一週幾乎沒有機會和

朋友及鄰人交談的日本人所佔比例較高。這一傾向在日本男性當中更加明顯。只有不到兩成的人「幾乎每天」都有機會和鄰人交談，超過三成的人幾乎沒有機會和鄰人交談──在日本、美國、韓國、德國、瑞典幾個國家中，只有日本是這樣。如果那些已經告別職業生涯的老年人與近鄰都只有這種程度的交往，在職人員就更不用說了。另外，《厚生勞動白皮書》還指出，那些將大半時間花在工作上、和社區聯繫非常少的人一旦退了休、離開企業，就很容易陷入閉門不出的狀態。

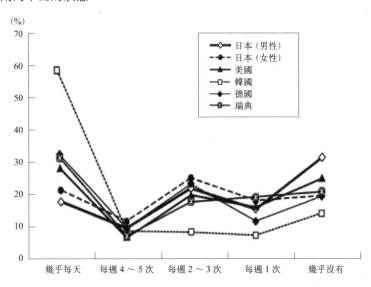

出處：《2003 年版厚生勞動白皮書》，日本內閣府「第 5 次有關老年人生活和意識的國際比較調查」，2001 年

圖終 -1　鄰里交往程度的國際比較

在今天的日本這種長時間工作和長時間通勤已成常態的社會，人們要參與職業生活以外的社會生活是很不容易的。結果，想要參加文化生活和體育活動也變得困難，人們只能參加一些被動性的、暫時性的活動。參與政治生活的機會也減少了，最需要政治幫助的人卻最為遠離政治。

關於這一點，可參考 2004 年 7 月日本參議院選舉前《朝日新聞》上刊登的一份投稿，該投稿來自一名家庭主婦。她在文章中說，她的丈夫因為工作時間過長，根本沒有時間參加選舉投票；她還呼籲人們「要是不想過勞而死，請好好考慮並參與投票」：

（我丈夫）早上隨便吃幾口早飯就得趕快出門；晚上要趕末班電車，下車後還要走一站地才能到家，這還算早的。丈夫的日常生活就是這樣。

說到這次的參議院選舉，丈夫回家後既看不到政治新聞，也沒有時間看報，根本接觸不到和競選人、政黨相關的信息，這種狀況必然導致投票率降低，對執政黨有利。

工薪階層的稅金、養老金、養老護理保險都從工資中直接扣除。就算任勞任怨地默默工作，在過勞死之前也享受不到養老金和護理服務。這對政府來說大概是好事。若是不想過勞而死，就請大家好好考慮，參與投票吧。（2004 年 7 月 8 日，主

婦，名古屋市，43歲）

過勞危險多

在美國，人們所知的、最能代表過勞的職業是律師和實習醫生。美式英語將實習醫生稱作「resident」。「resident」本來的意思是「居民」「住宿舍的人」，為甚麼會引申為「實習醫生」呢？這讓人不解。筆者在國立循環器病醫療中心的坂東興大夫那裡看病的時候，偶然讀到了他在岩波新書出版的著作——《心臟外科醫生》。那時，筆者才知道實習醫生因為工作時間長，常常住在醫院值班，所以被人稱作「resident」。

日本的實習醫生上班很累，很容易出現過勞死。森大仁曾是關西醫科大學附屬醫院的實習醫生，僅僅工作兩個半月，就在 1998 年 8 月因過勞而死，年僅 26 歲。他的工作時間是從早上 7 點半到晚上 10 點或 11 點。但經常就這樣留在醫院值夜班，第二天再繼續上班。週六、週日也要加班，在去世之前的兩個半月裡，他總共加班 388 個小時。就算這樣拚命工作，每個月的工資也只有 6 萬日元。1999

年，森大仁的遺屬向法院提起訴訟，2002 年 2 月，大阪地方法院認定醫院違反了安全保障義務，命令大學向遺屬支付 1 億 3500 萬日元的賠償金。大學方面雖然進行了申訴，大阪高等法院也更改了一審判決，但只是改判賠償遺屬 8400 萬日元，仍然判定強度過大的工作是導致受害人死亡的原因。

　　過勞死現象也出現在護士行業。村上優子從護士專門學校畢業後就在國立循環器病醫療中心工作。2001 年 2 月，她在工作 3 年 10 個月之後因過勞致死，年僅 25 歲。去世前 6 個月，在她的電子郵件發送記錄中有這樣的內容：「下班回到家中，日期已經變了，現在是 3 號凌晨 3 點，也就是說我只睡了 3 個小時。今天 8 點半還得準時到醫院上班。按照規定時間，第一天的工作和第二天的工作之間應該間隔 8 個小時。然而，卻很少能定點下班。難道這就是所謂的三班倒嗎？」她在去世前 5 個月發送的電子郵件中這樣寫道：「昨天白班非常忙，回到家裡已經是夜裡 10 點過了，所以我幾乎沒有睡覺就又去上夜班，覺得整個人都暈暈乎乎的。」

　　2002 年 7 月，村上優子的遺屬以國家違反安全保障義務且導致受害人過勞致死為由，向大阪地方法院提起訴訟並要求予以賠償。然而，儘管受害人每月加班 80 小時，大阪地方法院只承認其中的 50 小時，並認為其工作的勞累程度還不至於導致過勞死。該案仍在最高法院審理之中。

醫生、護士的過勞被認為是日本醫療事故頻發的主要原因之一，希望盡早得以改善。

長時間密集勞動誘發交通事故

在第三章我們曾談到，大巴、公交車、卡車、電車等機動車司機的長時間密集勞動容易誘發交通事故。20 世紀 70 年代，ILO 在一本關於「工作時間」的小冊子裡對卡車司機進行了調查，該調查稱：開車時間越長，事故發生率也越高。尤其是開夜車，雖然夜間交通量較小，發生事故的概率卻非常高。國土交通省「機動車輛運輸業交通事故要因分析討論會」的資料顯示，由於司機超負荷工作且睡眠不足，高速路上經常發生連環撞車等惡性交通事故，造成嚴重損失；有的雖未造成事故，但司機因工作日程過密而屢屢超速、被交警公佈其所屬單位的事件也層出不窮。

2002 年 8 月，在日本三重縣鈴鹿市東名阪的高速路下行方向上，一輛大型卡車撞進堵車的車列，造成 5 人死亡、6 人輕重傷。事故後發現，卡車司機由於疲勞駕駛而意識蒙矓，事故發生當時已經睡着了。2003 年 5 月，津地方法院認定運輸公司的兩名運營管

理者要求肇事司機進行了超負荷工作，「不顧自身肩負改善司機勞動條件的責任，輕易讓其從事超負荷工作，責任重大」，對二人做出了緩期執行的有罪判決。

我們曾在第三章談到 2005 年 4 月 25 日 JR 西日本寶塚線（福知山線）的快速列車出軌事故。

大眾媒體的報道指出，導致這起 JR 歷史上最嚴重交通事故的原因是安全管理不到位：司機由於駛過站台造成延誤，為了挽回時間而超速行駛；公司對司機採取了高壓管理政策；公司為了和阪急鐵路爭搶客源，制定了過度高速化且無任何預留時間的鐵路時刻表；未安裝最新式的列車自動停車裝置（ATS-P）以防超速；在公司民營化後，實行了優先利益、忽視安全的經營體制，等等。

上述事故所涉路段原本叫作福知山線，由於與阪急鐵路的寶塚線並行，JR 西日本公司也將其稱作寶塚線，藉此加大宣傳效果。從這一點便可看出公司是多麼沉迷於追逐利潤和爭搶客源。在 JR 西日本大阪分部制定的 2005 年度「分部方針」中，「賺錢」被列為首要目標，至於安全問題，則被其明目張膽地放在了次要位置。

談到工作時間與事故的聯繫，值得注意的是，就在事故發生的前一天，司機從下午 1 點半一直工作到夜裡 11 點左右。在事故當天，他於上午 6：05 完成出勤點名，並於 6：48 準備開始工作。據說在電車出發前通常要花 30 分鐘進行「出區檢查」，以便確認車內

環境和機器狀況。也就是說，事故當日司機剛剛上過夜班，然後又從早上 6 點多一直工作到事故發生的上午 9：18 前後。

　　JR 西日本公司為了提高利潤並與其他民營鐵路競爭速度，將停車和運行中的預留時間壓縮到了極限，這不僅是這次發生事故的寶塚線所獨有的現象。最近更要求司機嚴格遵守定時駕駛，並以平時容易誤點的列車為對象，一年內多次勒令其以秒為單位匯報延誤情況。不得不說，這次的事故正是這種優先速度、嚴守時間的運行方式導致的。

工作壓力太大，抑鬱症患者增多

　　2004 年的《厚生勞動白皮書》顯示，自 1993 年日本泡沫破滅、經濟蕭條加重以來，患抑鬱症和攝食障礙（厭食症或暴食症）的人明顯增多。據說這些病症的來源是現代社會的壓力。由於經濟形勢日益嚴峻，公司裁員增多，人們很容易積累精神壓力。

　　最近心理疾病引發的自殺事件增多也成了一個嚴重的社會問題。據《厚生勞動白皮書》統計，1975 至 2005 年間，除 1986 年的自殺者超過 25 000 人以外，每年的自殺者人數都在 20 000 ～ 25 000 人之間搖擺。從 1998 年開始，這個數字已經增長到 30 000 ～ 34 000 人。

心理疾病和身體疾病一樣，受所處環境的影響，無論是誰都有可能會得。上述白皮書的調查結果還顯示，在壓力極大的現代社會，每5個人中就有1人在其一生中可能被診斷為患有精神疾病。另外，日本國民當中每15個人裡就有1個人曾經患過抑鬱症，儘管如此，其中的3/4還從未接受過診治（見表 終-1）。

表 終-1　抑鬱症的徵兆

本人覺察到的變化	旁人覺察到的變化
1. 心情悲傷、憂鬱、消沉、灰心	1. 與過去相比表情陰沉、無精打采
2. 對任何事情都不感興趣，悶悶不樂	2. 經常說身體不舒服（疼痛或疲倦）
3. 容易疲勞，沒有精神（倦怠）	3. 工作、做家務效率下降，經常出錯
4. 精力、熱情、集中力下降（膽怯，甚麼都不想做）	4. 迴避和周圍人的交往
5. 睡不着覺，很早就醒	5. 遲到、早退、缺勤（缺席）次數增加
6. 沒有食慾	6. 不運動或參加興趣活動，也不外出
7. 不想見人	7. 飲酒量增加
8. 早上的身體狀況比傍晚差	
9. 總是擔心，翻來覆去地思考	
10. 陷入失敗感、悲傷或失望之中不能自拔	
11. 經常自責，覺得自己沒有價值	

出處：厚生勞動省《應對抑鬱症措施操作手冊》（2004年1月）

正如《厚生勞動白皮書》指出的那樣，勞動者患抑鬱症的主要原因是工作或職場人際關係等環境壓力造成的。要想預防抑鬱症，最好的方法莫過於靜養。然而，現實卻是，有的人對看醫生心存疑慮，有的人因為工作太忙而根本無暇看病。在一次關於過勞死的座談會上，精神科醫生中澤正夫告訴筆者，在 20 世紀 80 年代後半期的泡沫經濟時期，因為壓力過大而到精神科看病的公司職員明顯增多。然而，在泡沫破滅之後，來看病的人反而逐漸減少了。之所以會出現這種情況，是因為如果只是壓力大就去看病，因為這種程度的身心不適就請病假，很有可能被裁員。再者，由於裁員，工作量加大，員工根本沒時間休息。

給過勞踩剎車

即便因為工作嚴酷而得了抑鬱症，員工們也無暇去看醫生。正因如此，職場上和家庭中要求限制和縮短工作時間的呼聲才會日益高漲。2004 年 1 月，日本厚生省發佈了《關於工作和生活協調意識的調查》，其中「勞動者調查」部分顯示，在對工作方式現狀的認識方面，優先工作的人（69%）比優先生活的人（14%）多；但

若論及理想狀態，希望優先生活的人（47%）比希望優先工作的人（33%）多。

在上述調查中，從「配偶對工作方式的希望」來看，回答希望配偶「縮短加班時間」「休年假」的女性佔整體的44%；而給出相同回答的男性佔整體的25%。這意味着女性比男性更希望配偶縮短工作時間。

對工會來說，當務之急是順應人們的呼聲，正視問題，着手限制並縮短工作時間，將阻止過勞作為一項政治任務，要求政府杜絕無償加班並預防過勞死，不僅如此，還要積極實現工作與生活的平衡（work-life balance）。

然而，僅僅寄希望於工會和政府，事態並不會有所改善。今後，「過勞死律師團」「勞動基準市民監察員」等非營利團體（NPO）在監視和限制工作時間上所起的作用也許會越來越大。在美國，「全美朝九晚五女性聯合體」與美國勞工聯合會（AFL-CIO）聯手開展運動，要求企業實行「關愛員工家人的政策」。一些旨在督促跨國企業（在發展中國家投資的企業）遵守國際勞動標準的非政府組織（NGO）也參與其中。甚至有一些市民組織、教會組織積極地向企業股東大會提案，要求其在雇傭和就業問題上擔負起社會責任。日本也應向這些形式多樣的運動學習。在限制和縮短工作時間方面，日本仍有較大發展空間。

為防止過勞死發生，個人和組織應採取何種方針及對策？下面試着闡述筆者的個人意見。

縮短工作時間，杜絕超負荷工作
—— 防止過勞的方針與對策

I 勞動者應該做甚麼？

◇珍惜與家人相處的時間，找到工作之外的生存意義

一日三餐要吃好，保證睡眠時間。珍惜與家人相處的時間，多運動，多參與興趣活動，不要忘記休閒、社交、讀書、學習、與家人團聚。關注身體健康，靈活工作，要在工作之外找到生存意義。

◇分擔家務勞動，參與鄰里交往和社區志願活動

做飯、洗碗、照看孩子、打掃、洗衣、購物等家務勞動不要全部推給女性，要夫妻分工；多和鄰居交往，參加社區志願活動，保障生活與工作平衡。

◇年假要休夠，一年至少有一次 1～2 週的連續假期

每年的帶薪休假要休夠天數，不能浪費；靈活運用四月末至五月初的黃金週、盂蘭盆節或者年末年初的假期，將年假延長；為

了享受休閒時光、恢復精力，一年要有一次連續休息 1 ～ 2 週的假期；以充沛的精力進行創造性的工作。

◇盡量不加班，若工作過重，向工會或公司要求改正

注意準時下班，如果實在有困難，盡量不要長時間、長時期地加班。如果工作時間過長、勞動強度過大，要主動要求工會和公司予以改正。

◇若職場上違反《勞動基準法》的行為得不到糾正，要向勞動基準監督署報告

若職場上發生無償加班等違法行為，可以向勞動基準署報告（告發）。進行報告時會要求報告者提供實名，勞動基準監督官應為其保密，不將其姓名透露給相關單位。報告沒有固定形式，只要簡單寫明公司違法的事實，並出具相關證據（上下班記錄等）即可。

◇若感到身心不適，要立即就醫並聽從醫囑

定期進行體檢，若因勞累過度而感覺身心不適，或擔心工作引起健康問題，不要因為工作忙而硬扛着，要立刻就醫並聽從醫囑。

◇如果因工作而感到窒息，要設法另謀職位，注意自我保護

忙得喘不過氣的狀態長期持續且無改善可能，或者深感自己即將病倒的時候，要下定決心辭職或者改行，做好自我保護。

◇阻止信息工具造成的工作無界化，在一定時間內拒收信息

阻止工作通過手機和電子郵件等通信工具入侵個人及家庭生活的領域，尊重彼此的隱私。可以採取宣佈不使用手機或在一定時間段拒收信息等對抗手段。

◇從工作方式的角度重新審視以服務和方便為賣點的消費理念

便利店實行 24 小時營業，快遞實行翌日送達服務，服務業高度發展以至於過剩，是導致長時間工作的重要原因，要認識到消費者一味追求方便會導致工作條件惡化、雇傭關係不穩定，應從工作方式的角度重新考慮消費行為和理念。

◇從事運輸或服務行業的人要明確區分營業時間和工作時間

在運輸和服務行業，工作時間和營業時間的關係密切。從事這些工作的人應該反對無限制延長營業時間，要求雇主嚴格區分營業時間和工作時間，避免營業時間的延長影響到工作時間。另外，還要要求雇主規定定期歇業日。

◇擺脫過勞和浪費的惡性循環，轉變為慢節奏生活

承認自由時間比收入更重要、實現自我價值比出人頭地更重要，重新審視現在職場的工作方式，通過跳槽、提前退休、田園生活等途徑改變生活方式，擺脫浪費和過勞的惡性循環，也是相當不錯的選擇。即便不幸失業或被裁員，也可以此為契機改變生活方式，反而因禍得福。

II 工會應該做甚麼？

◇組織工時縮短運動，削減加班時間，杜絕無償加班

要求雇主嚴格把控工作時間，積極採取措施削減加班時間並消滅無償加班現象。同時，要意識到長時間工作不僅對員工的身心健康有害，還會對員工個人的自由時間、家庭生活以及社會活動產生不良影響。要重視這些問題，並發起限制和縮短工作時間的運動。

◇協助員工取得帶薪休假，要求雇主增加年假天數

為了協助員工取得帶薪年假，要面向員工，詳細普及年度帶薪休假制度，敦促企業每月統計並記錄每個員工的帶薪年假天數、已休天數和剩餘天數，並將這些數據通知到個人。與此同時，為實現每年最少一次連續兩週的休假，要求企業增加帶薪年假的天數。

◇採取特別措施，解決 30 多歲正式員工的嚴重過勞問題

要認識到，近年來，中老年職員被裁員、新員工招聘停滯的現象導致很多 30 多歲的正式員工被迫在單位從事超負荷工作。

需要減輕這一年齡層員工的超負荷工作，預防過勞死，特別要注意員工的心理健康。

◇採取措施防止超負荷工作，一旦發生過勞死事件，要支持工傷申請

為避免職場發生過勞死或因過勞導致自殺的事件，平時要注意防止超負荷工作，要對員工進行包括心理健康在內的健康管理。如果職場同事不幸因超負荷工作而罹患心腦疾病，以至死亡或喪失工作能力時，工會要盡可能施以援手，協助本人或其家屬申請工傷或向法院提起過勞死訴訟。

◇與雇主簽訂「三六協議」，將加班時間限定在每天 2 小時、每年 150 小時以內，確保必要的員工人數

工會要認識到，雇主若在未簽訂「三六協議」（根據《勞動基準法》第三十六條所制定的規定時間外或節假日加班的相關協定）的情況下命令員工進行規定時間外或者節假日加班是違法行為。若簽訂「三六協議」，要將加班時間限定在一天 2 小時、一年 150 小時之

內。要確保必要的員工人數，以避免對經常性加班的依賴。

◇**防止雙職工的工作時間增加，縮短工作時間**

雙職工與全職女性的增加，導致「男女工作時間」(夫妻合計工作時間) 延長，給維持正常家庭生活和社區活動造成了困難，也引起了育兒方面的危機。要重視這一問題，從防止男女工作時間增加的角度，設法縮短工作時間。

◇**助力兼職員工的組織化，推進正式員工與兼職員工的同工同酬**

努力實現兼職員工 (包括自由職業者) 的組織化，阻止工會參與率降低的趨勢。與此同時，要重視兼職員工與正式員工的同工同酬，改善兼職員工的薪金和待遇，方便兼職員工與正式員工之間的轉換。

◇**正視 IT 技術造成的超負荷工作和壓力增大，採取相應措施**

要重視由信息系統化和網絡化發展引起的工作量和壓力增大。要採取相應措施防止 IT 技術造成超負荷工作或對員工的身心健康帶來不良影響。為了不讓手機和電子郵件侵犯員工的個人自由、影響家庭生活，應與雇主明確商定手機、電子郵件等信息工具的使用

規則。

III 企業應該做甚麼？

◇關心員工的家庭生活和社區活動，縮短工作時間

在掌握和管理工作時間方面，要認識到員工除工作時間以外，還需要做家務的時間、生活必需活動（睡覺、吃飯等）的時間以及自由時間。遵照厚生勞動省《規定時間外勞動削減大綱》中的指示，保障創造性的自由時間，充實員工的家庭生活，敦促員工參加社區活動，保障員工的身心健康和創造力，創造舒適的工作環境，並從以上角度出發，縮短工作時間。

◇根據工作總量制訂用人計劃，合理配置員工，不依賴經常性加班

以減少加班時間、不依賴經常性加班為原則，根據工作量制訂用人計劃，適當配置包括預備人員在內的工作人員，修改不合理的上班制度。加班的本來目的是為特殊業務需求而臨時性、暫時性地增加工作量，應避免習慣性、制度性的加班。

◇絕對禁止無償加班，盡量避免假日加班

根據《勞動基準法》的規定，若超過一週 40 小時、一天 8 小時的法定工作時間，或在每週一天的法定休息日工作，用人單位要向員工支付通常薪金以上的增額工資。一旦違反，便構成不支付工資及不支付增額工資的雙重違法行為，要被處以 6 個月以內的徒刑或 3 萬日元以下的罰款。為了不讓員工無償加班，用人單位需牢記無償加班屬於企業犯罪，盡量遵紀守法、遵守公司規定、合乎職場倫理道德。

◇要以員工能夠全部取得年假為前提，修改用人計劃，整頓業務體制

在促進員工取得年假方面，要在保證員工獲得完整年假及長期連續休假且休假者的工作有他人來完成的前提下，重新考慮用人計劃、整頓業務制度。盡量設立勞資雙方參與的委員會，適當檢查帶薪年假的休假情況，積極鼓勵員工休假。

◇防止因超負荷工作造成的身心健康障礙和過勞死

為了防止因超負荷工作危害員工身心健康，導致過勞死或過勞自殺，企業應掌握所有部門每個員工的工作情況。特別要注意上班時間不規律、工作時間過長、出差頻仍、倒班制、上夜班、易引起

精神緊張的職業的情況，不要讓員工長時間積累疲勞，要格外注意員工的身心健康狀況。

◇在開展國外業務的過程中要遵守國際勞動標準

不論國家和地區，在國外開展業務的過程中，要遵守國際勞動標準，不要為了追逐利潤，以低廉的工資讓當地勞動者在環境惡劣的血汗工廠工作。

IV 應該如何修改法律和制度？

◇重新審視「三六協議」的有效性，原則上將一天加班時間的上限設為 2 小時

儘管「三六協議」規定，工會有權對規定時間外的工作（加班）和節假日加班進行監督，然而，工會的存在並未起到任何作用，企業在工作日及節假日加班這個問題上擁有近乎無限的權力。換言之，「三六協議」形同虛設，其根本原因在於，《勞動基準法》只規定礦山作業等對員工健康極為有害的工種「一天加班不得超過 2 小時」，對其他職業並沒有做出具有法律強制力的規定。

在本書第四章，我們曾提到厚生勞動省制定了《防止過重勞動造成健康危害的綜合措施》，其中指出，假如每月加班時間超過 45

小時，員工應就職場健康管理狀況接受產業醫生的建議和指導。這意味着，若平均每天加班時間超過 2 小時，就可能出現健康管理方面的問題。實際上，過度加班帶來的不僅是健康問題，考慮到個人生活和家庭生活，如果平均每天加班超過 2 小時，員工就無法過上有品質的生活，也無法實現工作與生活的平衡。

從上述這些角度考慮，應廢除將八小時工作制變成一紙空文的《勞動基準法》「三六協議」，制定新法律，並從原則上將一天加班時間的上限規定為 2 小時。

◇敦促員工休完帶薪年假，批准 ILO 第 132 號條約，引進連續休假制度

關於帶薪年假，日本法律規定，第一年度連續上班 6 個月可以享受 10 天帶薪休假；連續上班到 2 年零 6 個月時，每一年追加 1 天帶薪休假；以後每一年追加 2 天；連續工作到 8 年零 6 個月時，帶薪年假達到 20 天，以後每年最多能得到 20 天的帶薪休假。但實際上，員工僅能獲得其中的一半不到（2004 年度獲得的年帶薪休假的比例僅為 47%）。

應對現行制度做出修改，使其更加簡單易懂：第一年給予 24 天帶薪休假，只要在同一雇主之下連續工作一個月，就可平均每月給予 1/12（2 天）的帶薪休假。與此同時，禁止將病假與帶薪年假相

抵，禁止公司收購員工的年帶薪休假。

在國土交通省的網站上專門開闢有鼓勵「悠閒休假」的網頁，其中介紹了被稱為「悠閒休假的國際水準」的 ILO 第 132 號條約，該條約規定，每年帶薪休假最少為兩個連續的工作週（10 天，加上週末就是 14 天）。除此以外，該網站還以父子對話的形式解說道：「既然人們經常談論全球化，那麼日本的休假制度是不是也應向國際水準靠攏呢？」的確，日本也應向 ILO 看齊，制定能讓員工獲得連續休假的制度。

◇為營業時間設置社會標準，禁止無限制地延長營業時間

近年來，大部分便利店已經開始實行 24 小時（全天）營業。不僅如此，超市、專賣店、其他小賣店也延長了營業時間，24 小時營業的商店逐漸增多，有些百貨商店也開始 12 小時營業。

延長營業時間已成為不可阻擋的趨勢。很多賭博機商店最近開始營業到晚上 11 點。總體來説，由於放鬆了相關管制，商家只要向都道府縣或政令指定城市備案，就可以延長營業時間，事實上不受任何法律的約束。

在放鬆管制的潮流的影響下，就連制定了《閉店時間法》的德國也出現了營業時間延長的趨勢。不過，儘管如此，在星期天、節假日以及工作日的晚上 8 點至第二天早上 6 點這一時間段都是禁止

營業的。在這一點上，與幾乎不受限制的日本相比，德國的管制還是相當嚴格的。

雖然要想在日本引進德國式的時間管制還很困難，但是，為了保護員工的身體健康、周圍的生活環境以及個體經營者的利益，也應採取一定社會性措施，限制便利店、超市和量販店的深夜營業和24小時營業。

◇不實行可能會導致工作時間延長的夏令時

中央環境審議會地球環境分會提議引進夏令時（從4月至10月，將時針撥快一小時，將白晝時間延長）以應對全球氣候變暖。但是，對日本企業界來說，基本上只有開門時間而沒有關門時間。如果實施了夏令時，開門時間提前一小時，關門時間卻與以前相同，那麼總工作時間就會延長一小時。從前，零售業和服務業就是通過推遲關門時間的方式來延長營業時間的。如果提前開門，就意味着既延長了營業時間，又延長了工作時間。

為了避免上述情況，還是不引進夏令時為好。

◇增加勞動基準監督官的人數，加強勞動基準監督署的監督指導

最近，厚生勞動省通過都道府縣勞動局和勞動基準監督署加強

了對不支付加班費（無償加班）行為的糾正教育。儘管如此，糾正教育的實施比例過低，而違法行為卻愈演愈烈。1948 年，在《勞動基準法》剛剛制定不久的時候，勞動基準監督官的人數為 2481 人，2003 年增長到了 3623 人。然而在此期間，被監督的企業卻增加了 10 倍以上。1948 年，《勞動基準法》對企業違法行為的監督實施率為 36%，而最近的實施率還不到 5%，有的年份甚至不到 4%。按照 4% 的實施率，要完成對全部企業的監督需要花費 25 年。這樣很難對企業的違法行為起到監管作用。

不僅是無償加班問題，勞動基準監督署若想加強對所有違反《勞動基準法》的行為的教育和監督，就必須大量增加勞動監督官的人數。

以上，筆者就如何防止過勞死和過勞自殺提出了一些指導性意見和應對措施，其中也包含一些常識性措施。可以預想，要想實施或實現其中的任何一條都將面臨種種困難和阻力。但是，只要提出意見的人越來越多，制度終究會被改變。而且，一旦曾經充滿種種問題的制度開始改變，很多昨天還很難做到的事情，或許明天就能成為現實。

2004 年 8 月，關西電力美浜核電站（日本福井縣美浜町）發生配管破損事故，造成 5 人死亡、6 人負傷。事故原因是關西電力根據公司自有的標準實行安全管理。此事激起了關於加強建設全國統

一的核電站安全標準的呼聲。JR 西日本寶塚線（福知山線）的列車出軌事故造成 107 人死亡、500 多人受傷。究其原因，還是公司優先利潤、忽視安全的經營理念出了問題。此事發生後，鐵路運輸部門意識到制定全國性鐵路交通安全標準的必要性。若沒有大量犧牲者出現，制度就得不到改進，這說起來讓人十分汗顏。然而，悲劇讓人們意識到制定統一的安全標準是有必要的，並且推動了這種標準的實現，從這個角度來說，它並不是沒有意義的。

工作時間也是一樣。許多人因為沒有遵守勞動標準而喪生或遭受損失。從這一點來說，前述防止超負荷工作的方針和措施，歸根到底就是「對人們的工作方式和雇主的用工方式制定一定的標準，以便人們能過上有人情味的生活」。

回首過去，在 20 世紀 80 年代的泡沫經濟時期，日本人由於工作過度，紛紛從一種「過熱」（over heat）狀態走向「透支」（burn out）狀態。後來，泡沫破滅，經濟陷入長期蕭條之中，至今依然停滯不前。經濟狀況遲遲不能恢復的主要原因是那些年富力強且有收入的人群因為工作太忙而沒有時間消費。另外，由於筋疲力盡，人們的工作效率下降也是原因之一。要想刺激個人消費，必須使人擁有充足的閒暇時間。利用員工對失業的恐懼心理，迫使他們加大工作強度，這種做法不可能提高工作效率。要想在真正意義上恢復經濟，就應該縮短工作時間，刺激個人消費，為員工創造輕鬆愉快的工作

環境。

2004 年，日本經濟新聞社以 2000 名經常對着電腦工作的人為對象，進行了一項名為「環境舒適的公司」的問卷調查，並得到了其中 855 人的回答。這次調查提前設置了 30 個提問項，關於「工作環境舒適度」最應具備的條件是甚麼，回答者的答案如下：排名第一的是「獲得帶薪年假的難易程度」(49%)，排第二的是「實際工作時間是否合法、公平」(42%)。(《日經產業新聞》，2004 年 6 月 22 日)

從上述調查結果可以看出，對今後的日本來説，要想維持經濟穩定，必須阻止過勞現象的發生，創造出沒有無償加班和過勞死、工作方式合理、員工生活充實的社會，這一點至關重要。

後　記

　　筆者決心寫作此書的契機有三。其一是為了那些即將畢業、走向社會的大學生。眼下，日本經濟回暖，大企業的經營狀況也明顯出現改善的跡象，與前段時間所謂的「超冰河期」比起來，大學畢業生的就業狀況有所好轉。雖說如此，現在就業難的問題並沒有實質性的改觀。大學生們通過互聯網，先向七八十家希望就職的用人單位報名，再參加二三十家公司或政府機關的招聘會，投遞相應數量的應聘申請表（個人簡歷），然後通過其中一部分單位的資格審查和筆試，最後參加面試。經過半年多的忙碌，能夠收到一兩份錄用通知就算是萬幸了。與男大學生相比，女大學生找工作更困難，拿到錄用內定通知的時間也更晚。

　　其中，也有不少大學生經過長期求職還是找不到滿意的工作，無奈之下只得做自由職業者。在這種情況下，即便和全職員工一樣工作，辛苦一年的收入也不到 200 萬日元。這點收入就連養活自己

都是很困難的。

即便幸運地被自己喜歡的公司錄用，等待他們的卻是非常辛苦的長時間工作，每週工作時間超過 50 小時，甚至 60 小時。受不了辛苦的工作，一兩年之後就跳槽或者轉為自由職業者的人也不在少數。

從性別和年齡層來看，工作最辛苦的是 30 多歲的男性員工。他們平均每週工作 50 小時，且每 4 人裡約有 1 人（佔整體的 24%）每週工作 60 小時以上。（日本總務省「勞動力調查」2004 年平均）一想到有些上過筆者討論課的畢業生也在從事這種長時間工作，就感到十分痛心。可以説，正因為對在校生和畢業生懷抱着這些感受，筆者才決心寫作本書。

其二，受一位三十多年前畢業的學生之邀，自 2003 年秋到 2004 年春，筆者在大阪損失賠付保險公司為其職工團體做了一系列的講座。本書的雛形便是我在這次講座中的五份講義 —— 第一次是「人類的發展與工作時間的限制和縮短」；第二次是「雇傭關係的不斷惡化與工作時間的兩極分化」；第三次是「IT 技術對工作時間的影響及數據化壓力」；第四次是「對於無償加班的告發和糾正案例突然增多」；第五次是「過勞死和過勞自殺在全世界蔓延」。

在這幾次校外授課的過程中，筆者聽説了所謂的「螢火蟲一族」。由於超負荷工作和無償加班引起輿論的不滿，日本厚生勞動

省加強了監督。在這一背景下，每天晚上九點以後天花板上的電燈會被強制關閉。但企業員工卻藉着電腦畫面的亮光和充電式台燈在單位加班，這就是「螢火蟲一族」。另外，筆者還聽說，在工作人員只減不增的單位，由於被迫削減加班時間，單位提出「誰加班說明誰沒有能力」的說法，並以此給員工施加壓力。筆者還聽說有的公司在徵得本人同意的基礎上，對負責日常事務的員工（女性事務員）實行沒有獎金和退休金、時薪為 1400～2500 日元的計時薪酬制。這些發生在金融領域的事例讓人體會到統計資料中所沒有的現場感。

其三是十幾年來筆者翻譯過的著作，其中有朱麗葉‧B. 斯格爾的《過度勞累的美國人》（1993 年）和《浪費的美國人》（2002 年），以及吉爾‧A. 弗雷澤的《令人窒息的辦公室，被迫工作的美國人》（2003 年）。這些外文文獻既對遍及世界的過勞現象進行了思考，又在此基礎上提供了珍貴的信息和視角。筆者在與青木圭介、川人博、成瀨龍夫、肥田美佐子等人合作翻譯的過程中，互相交流意見，受益匪淺。

在本書中，筆者將現在這個時代定義為「過勞的時代」，並將造成這一社會現象的主要原因判斷為「全球化資本主義」「信息資本主義」「消費資本主義」和「自由職業者資本主義」。若說本書的視角有任何創新和現實意義，也應歸功於朱麗葉‧B. 斯格爾和吉爾‧A.

弗雷澤的研究成果，在此對兩位作者表示感謝。與此同時，關於「自由職業者資本主義」，仲野組子的《美國的非正式雇傭》（櫻井書店，2000 年）對本書啟示良多。

在本書成書之際，還有其他很多人曾給予筆者寶貴的幫助和建議。大阪過勞死問題聯絡會的松丸正律師和岩城穰律師幫助筆者獲得了許多關於過勞死工傷申請和訴訟的資料。大阪勞動健康安全中心則提供了很多工傷方面的資料。

在筆者的研究過程中，關西大學經濟系的各位教職員工給予了各種各樣的幫助，在此表示感謝。以在職人員為主的研究生所做的課堂演講也對筆者有所啟發。基礎經濟科學研究所關於「人類發展經濟學」的討論是筆者三十多年研究工作的源泉之一。

山崎憐先生是筆者大學時期的恩師，池上惇是筆者研究生時期的恩師。勞務領域並非筆者的專業，對筆者來說，能在這本新書中提出自己的見解相當不易，所以希望藉此機會向兩位恩師進行彙報。

迄今為止，岩波書店的上田麻理女士一直負責編輯筆者的翻譯作品和小冊子，特別在出版本書之際更是付出了艱辛的努力。

上田女士是真正的工作狂，對「過勞」這個問題有自己的獨到見解，也為筆者提供了很多有益的建議。在這本新書的出版計劃通過後不久，筆者就被選為關西大學的經濟系主任，工作比以前更忙了。

可以説，這本書是在筆者和上田女士兩個「工作狂」的探討過程中誕生的，毫無疑問是「過勞」的結晶。正因如此，這本書包含了很多個人的真實感受。

最後，在個人方面，筆者的妻子、岳母以及孩子們也以各種形式為筆者提供了很多幫助，在此也對他們表示感謝

森岡孝二

2005 年 7 月

參考文獻

一、書籍、論文部分

* 日語文獻按照五十音圖順序排列，外文日譯文獻的括號內是原書出版年，官方資料省略了 URL，英文文獻按照 ABC 順序排列。

1. ILO 條約推進會：《用國際勞動標準改變日本》，大月書店，1998 年

2. J. 阿塔利：《時間的歷史》，藏持不三也譯，原書房，1986（1982）年

3. 足達英一郎：「中國日企的 CSR 風險」，2005 年 1 月
    http://www.csrjapan.jp/research/newsletter/index.html

4. 池上惇、二宮厚美編著：《人類發展和公共性經濟學》，櫻井書店，2005 年

5. 池澤夏樹：《白頭翁和催債人》，朝日新聞社，1998 年

6. 上原隆：《朋友們都比我過得好》，幻冬舍，1999 年

7. T. B. 凡勃侖：《有閒階級論》，高哲男譯，筑摩書房，1998（1899）年

8. NHK 廣播文化研究所輿論調查部：《生活時間的國際比較》，大空社，1995 年

9. NHK：《國民生活時間調查》，1970 年版，2000 年版

10. 大阪過勞死問題聯絡會編：《Q&A 過勞死、過勞自殺 110》，民事法研究會出版社，2003 年

11. 大澤真理：《超越以企業為中心的社會 —— 從「性別」角度解讀現代日本》，時事通信社，1993 年

12. 大野正和：《過勞死、過勞自殺的心理和職場》，青弓社，2003 年

13. 岡村親宜：《過勞死和過勞自殺救助的理論和實踐》，旬報社，2002 年

14. 小倉一哉、藤本隆史：「日本的長時間勞動、無工資勞動時間的實際情況和實證分析」，勞動政策研究及進修機構「勞動政策研究報告書」第 22 號，2005 年

15. 小貫雅男：《菜園家庭革命》，社會思想社，2001 年

16. 小貫雅男、伊藤惠子：《連接森林和大海的菜園家庭 —— 21 世紀的未來社會論》，人文書院，2004 年

17. 角橋徹也：「荷蘭的男女平等社會現實」，《經濟》，2001 年 4 月號

18. 過勞死律師團日本全國聯絡會編：《KAROSHI「過勞死」》，窗社，1990 年

19. 川人博：《過勞自殺》，岩波新書，1998 年

20. 關西大學：《平成 12 年度學生生活實際情況調查》
    http://www.kansai-u.ac.jp/gakusei/folder_6/h12/h12.html

21. 基礎經濟科學研究所編：《勞動時間的經濟學》，青木書店，1987 年

22. 熊澤誠：《能力主義和企業社會》，岩波新書，1997 年

23. 熊澤誠：「階層化加劇背景下的勞動者形象」，《職場的人權》，第 33 號，2005 年 3 月

24. J. M. 凱恩斯：「我們後代在經濟上的可能性」，宮崎義一譯，《凱恩斯全集》第 9 卷，東洋經濟新報社，1981（1930）年

25. 經濟產業省：「商業統計速報」，2004 年

26. 經濟產業省：「2003 年度海外事業活動基本調查結果概要」，2005 年 3 月

27. 經濟編輯部編：「逐漸崩潰的工作和生活」，新日本出版社，2004 年

28. 厚生省：《平成元年人口動態社會經濟面調查報告：壯年期死亡》，厚生統計協會，1991 年

29. 厚生勞動省：《每月勞動統計調查》

30. 厚生勞動省：《工資結構基本統計調查》，2001 年

31. 厚生勞動省:「規定時間外勞動削減要綱」，2001 年 10 月

32. 厚生勞動省:《勞動經濟白皮書》，2001 年版，2002 年版

33. 厚生勞動省:《防止過重勞動造成健康危害的綜合措施》，2002 年 2 月

34. 厚生勞動省:「無工資加班綜合對策要綱」，2003 年

35. 厚生勞動省:「第三次工作與生活協調研究討論會及相關資料 (英國貿易產業部的措施)」，2003 年 12 月

36. 厚生勞動省:「關於平成 15 年就業形態多樣化的綜合實際情況 調查結果概況」，2004 年

37. 厚生勞動省:《厚生勞動白皮書》，2003 年版，2004 年版

38. 厚生勞動省:「平成 15 年技術革新和勞動的實際情況調查結 果」，2004 年 8 月

39. 厚生勞動省:「通過監督指導對無工資加班的處理結果」，2004 年 9 月

40. 厚生勞動省:「對心腦疾病及精神障礙等工傷的補償情況」， 2004 年，2005 年

41. 厚生勞動省:「派遣制員工增加至 236 萬人」，2005 年 2 月

42. 國土交通省:「關於平成 15 年度的快遞服務」，2004 年 6 月

43. 國民生活審議會綜合政策部會:《走向重視個人生活的社會》， 大藏省印刷局，1992 年

44. 國民生活審議會綜合計劃小組就業、人才、信息化委員會報

告：「工作方式和生活方式的變革」，2002 年 7 月

45. M. 薩林斯：《石器時代的經濟學》，山內昶譯，法政大學出版
局，1984（1972）年

46. 日本最高法院：「電通青年員工過勞自殺事件的判決」，2000
年 3 月 24 日 http://www.campus.ne.jp/labour/hanrei/Attention /
dentuu_saikousai.html

47. 櫻井純理：《是甚麼驅使工薪階層過度勞動？》，學文社，
2002 年

48. 島本慈子：《解雇報道 —— 我國正在發生的事》，岩波新書，
2003 年

49. 清水耕一：「法國 35 小時工作法的性質和意義」，同志社大學
《經濟學論叢》第 54 卷第 4 號，2003 年 3 月

50. 朱麗葉‧B. 斯格爾：《過度勞累的美國人 —— 業餘時間出人意
料地減少》，森岡孝二、成瀨龍夫、青木圭介、川人博譯，窗
社，1993（1992）年

51. 朱麗葉‧B. 斯格爾：《浪費的美國人 —— 連不需要的東西都想
要？》，森岡孝二監譯，岩波書店，2000（1998）年

52. 新聞赤旗國民運動部編：《揭發「做不完的工作」和過勞死》，新
日本出版社，2003 年

53. 日本總務省：《社會生活基本調查》，1991 年版，2001 年版

54. 日本總務省：《就業結構基本調查》，2002 年版

55. 日本總務省：《居民基本台賬人口移動報告年報 平成 15 年統

計表》，2004 年 3 月

56. 日本總務省：《信息通信白皮書》，2004 年版，2005 年版

57. 大東文化大學：《平成 15 年度學生生活問卷調查》http://www.
daito.ac.jp/kouhou/date/anke.htm

58. 田中夏子、杉村和美：《與慢節奏的工作方式相遇》，岩波書店，
2004 年

59. 田中重人：「男女共同參與的社會的可實現性」，《季刊家庭收
支經濟研究》，第 60 號，2003 年 10 月

60. 角山榮：《鐘錶的社會史》，中公新書，1984 年

61. 島村菜津：《慢食人生！—— 從意大利人的飯桌說起》，新潮文
庫，2003 年

62. J. S. 杜森貝利：《收入、儲蓄、消費者行為理論》，大熊一郎譯，
嚴松堂，1969（1949）年

63. R. 多爾：《勞動的本質 —— 全球化及工作的新內涵》，石塚雅彥
譯，中公新書，2005 年

64. 日本內閣府國民生活審議會：《國民生活白皮書》，2003 年版，
2004 年版

65. 中山和久：《ILO 條約和日本》，岩波新書，1983 年

66. 仲野組子：《美國的非正式雇傭 —— 發達國家的裁員和職場勞
務情況》，櫻井書店，2000 年

67. 日本經營者團體聯盟：《新時期的「日本式經營」》，日本經營者

團體聯盟出版局，1995 年

68. 日本農商務省工商局：《職工工作現狀》上，犬丸義一校訂，岩波文庫，1998（1903）年

69. 坂東興：《心臟外科醫生》，岩波新書，1999 年

70. 喬安娜·朴：《企業人摧毀企業 —— 工作與生活平衡的建議》，朝日新聞社，2002 年

71. 吉爾·A. 弗雷澤：《令人窒息的辦公室，被迫工作的美國人》，森岡孝二監譯，岩波書店，2003（2001）年

72. C. 布羅德：《技術壓力》，池央耿、高見浩譯，新潮社，1984（1984）年

73. 傑弗里·M. 霍吉遜：《經濟學和烏托邦 —— 社會經濟體系的制度主義分析》，若森章孝、小池渺、森岡孝二譯、密涅瓦書房，2004（1999）年

74. 細川汀：《生命寶貴 —— 工傷職業病，走遍日本》，文理閣，1999 年

75. M. 懷特：《工作時間 —— 評價其縮短的可能性》，水野谷武志、伊藤陽一譯，梓出版社，1996（1987）年

76. 本多淳亮、森岡孝二編：《沒有「無償加班」的社會 —— 反思當代日本的工作方式》，勞動旬報社，1993 年

77. 橫田增生：《Amazon.com 的光與暗 —— 臥底採訪報道》，信息中心出版局，2005 年

78. 卡爾·馬克思：《資本論》第 1 卷，上，下（「馬克思全集」

Ⅳ、Ⅴ），今村仁司、三島憲一、鈴木直譯，筑摩書房，2005
（1867）年

79. 宮內義彥：《經營論》，東洋經濟新報社，2001 年

80. 森岡孝二：《以企業為中心的社會時間結構 —— 生活摩擦的經
濟學》，青木書店，1995 年

81. 森岡孝二：《日本經濟的選擇 —— 問企業如何經營》，櫻井書
店，2000 年

82. 森岡孝二、杉浦克己、八木紀一郎編：《構思 21 世紀的經濟社
會》，櫻井書店，2001 年

83. 森岡孝二：「過勞死與過勞自殺的日美比較」，《勞動科學》第
59 卷第 6 號，2004 年 6 月

84. 森岡孝二：「美國的勞動時間論爭和過勞的實際情況」，《關西
大學經濟論集》，第 54 卷第 3—4 號，2004 年 11 月

85. 森岡孝二：「現代資本主義的雇傭關係變化和市場個人主義」，
《季刊經濟理論》，第 42 卷 第 1 號，2005 年 4 月

86. 森岡孝二：「窮忙族 —— 美國社會底層的人們」，《大阪保險醫
生雜誌》，2005 年 6 月號

87. 森永卓郎：《在年薪 300 萬日元的時代生活的經濟學》，光文
社，2003 年

88. 八代尚宏：《勞務改革的時代 —— 工作方式如何改變》，中公新
書，1999 年

89. 山崎喜比古：「白領階層疲勞和壓力增大的現象與生活方式的

關係」,《日本勞動研究雜誌》,第 389 號,1992 年

90. 山田昌弘:《單身啃老族的時代》,筑摩新書,1999 年

91. R.B. 賴克:《勝者的代價 —— 新經濟的深淵和未來》,清家篤譯,東洋經濟新聞社,2002(2001)年

92. 員工招聘研究所:「非典型雇傭勞動者調查 2001」,2001 年
http://www.works-i.com/pdf/4htk.pdf

93. G. 理查:《麥當勞化的社會》,正岡寬司監譯,早稻田大學出版部,1999(1993)年

94. 聯合總研:「IT 工作和職場結構所受影響的調查」,2003 年
5 月

95. 勞動政策研究與進修機構:《商務勞務動向》,2004 年 6 月號,
2005 年 6 月號

96. I. 沃德:「社區化美國企業」,齋藤香具美譯,《世界外交論衡》,
2002 年 3 月

97. 脇田滋:《派遣工與合同工的工作規則》,旬報社,2002 年

98. 渡邊正裕:《這就是我想工作的公司》,幻冬舍,2004 年

99. Benner, C. and A. Dean (2000) "Labor in the New Economy:
Lessons from Labor Organizing in Silicon Valley", in C. Francoise
J., M. Ferber, L. Golden and S. A. Herzenberg eds., *Nonstandard
Work: The Nature and Challenges of Emerging Employment
Arrangements*, *Cornell University Press*.

100. Bluestone, B. and S. Rose (2000) "The Enigma of Working Time

Trends", in L. Golden and D. M. Figart eds., *Working Time: International Trends , Theory and Policy Perspectives*, London and New York, Rouledge.

101. Bowles, S. and Y. Park (2001) "Emulation, Inequality and Work Hours: Was Thorstein Veblen Right?", Amherst U. Mass Working Paper.

102. Current Population Survey (2001) "Contingent and Alternative Employment Arrangements, " Table 5.

103. Dore, R. (2004) "New Forms and Meanings of Work in an Increasingly Globalized World", ILO

    <http://www.ilo.org/public/english/bureau/inst/download/dore.pdf>

104. Epstein, C. F. and A. L. Kalleberg (2004) *Fighting for Time: Shifting Boundaries of Work and Social Life*, Russell Sage Foundation, New York.

105. European Labor Force Survey (2004) "Usual Hours Worked per Week, 2003".

    <http://www.eds-destatis.de/en/downloads/sif/nk_04_14.pdf>

106. Evans, J. M., D. C. Lippoldt and P. Marianna (2001) "Trends in Working Hours in OECD Countries", Labor Market and Social Policy: Occasional Papers No. 45.

107. Garson, B. (1998) *The Electronic Sweatshop: How Computers are Transforming the Office of the Future into the Factory of the Past*, Penguin Books, New York.

108. Hazards (2003) "Drop Dead", No. 83, July-Sept.
     <http://www.hazards.org/workedtodeath>

109. ILO (1999)" Americans work longest hours among industrialized
     countries, Japanese second longest", ILO News 6 September.

110. Jacobs, J. A. and K. Gerson (2004-a) *The Time Divide: Work,
     Family, and Gender Inequality,* Harvard University Press,
     Cambridge, Massachusetts.

111. Jacobs, J. A. and K. Gerson (2004-b)" Understanding Changes in
     American Working Time: A Synthesis", in (Epstein and Kalleberg
     eds. 2004).

112. Messenger J. C. (2004) *Working Time and Workers'Preferences in
     Industrialized Countries:* Finding the Balance, Routledge, London
     and New York.

113. Morioka, Koji (2004)" Work Till You Drop", New Labor Forum,
     Vol. 13, March.

114. Oliver, N. and B. Wilkinson (1992) *The Japanization of British
     Industry: New Developments in the 1990s*, Blackwell Publishers；
     2nd edition.

115. Reiss, M. (2002)"American Karoshi, " *New Internationalist*, March,
     2002.

116. Shipler, D. K. (2004) *The Working Poor: Invisible in America*, New
     York, Random House Inc.

117. Yano Maskazu (2004)"Can Japanese Families Change Their Lifestyle?", in ILO (2004) Work in the Global Economy: Papers and Proceedings of an international symposium.

二、參考網站

118. ILO（國際勞工組織）http://www.ilo.org/

119. ILO 駐日辦事處 http://www.ilo.org/public/japanese/region/asro/tokyo/index.hlm

120. 厚生勞動省 http://www.mhlw.go.jp/

121.《勞動基準法》http://www.houkou.com/00/01/S22/049.HTM

122. 全國勞動基準監督署地址介紹 http://www.mhlw.go.jp/bunya/roudoukijun/loation.html

123. 國土交通省:「悠閒休假」http://www.mlit.go.jp/sogoseikatsu/kanko/vacation

124. 內閣府國民生活政策主頁 http://www5.cao.go.jp/seikatsu/index.html

125. 勞動力調查（總務省統計局）http://www.stat.go.jp/data/roudou/

126. 中央工傷預防協會 http://www.jisha.or.jp

127. 獨立行政法人勞動者健康福利機構 http://www.rofuku.go.jp

128. 獨立行政法人勞動政策研究進修機構 http://www.jil.go.jp/

129. 財團法人社會經濟生產力本部 http://www.jpc-sed.or.jp/

130. 心理健康研究所 http://www.js -mental.org/

131. 財團法人勞動科學研究所 http://www.isl.or.jp/top.html

132. 法政大學大原社會問題研究所 http://oohara.mt.tama.hosei.ac.jp/

133. 聯合（日本工會總聯合會）http://www.jtuc-rengo.or.jp/new/index.
html

134. 全勞聯（全國工會聯合會）http://www.zenrouren.gr.jp/jp/index.
html

135. 日本經團聯（社團法人日本經濟團體聯合會）http://keidanren.
or.jp/index j.html

136. 勞務安全信息中心 http://www.campus.ne.jp/Labor/

137. 維護勞動者生命與健康全國中心 http://inoken.gr.jp

138. 日本勞動律師團 http://homepage1.nifty.com/rouben/

139. 過勞死110（過勞死律師團全國聯絡會議辦事處）http://karoushi.
jp/

140. 大阪過勞死問題聯絡會 http://homepage2.nifty.com/
karousirenrakukai/index.htm

141. 大阪反思過勞死家庭會 http://www.geocities.jp/kitazin2000.

142. 勞動基準市民監察員 http://www.004.upp.so-net.ne.jp/rouki/index.
html

143. 縮短工作時間研究所 http://www.jitan-after5.jp/index.hmtl

144. 派遣制員工的煩惱 110（民主法律協會派遣勞務研究會）http://www.asahi-net.or.jp/~RBIS -WKT/index hkn.htm

145. 脇田滋 http://www.asahi-net.or.jp/~RBIS -WKT

146. 日本雅虎新聞「無償加班」http://daily news.yahoo.co.jp/fc/domestic/overtime_ without_ pay/

責任編輯	許瓊英
書籍設計	林　溪
排　　版	肖　霞
印　　務	馮政光

書　　名	過勞時代
叢 書 名	社會觀察譯叢
作　　者	〔日〕森岡孝二
譯　　者	米彥軍
出　　版	香港中和出版有限公司 Hong Kong Open Page Publishing Co., Ltd. 香港北角英皇道499號北角工業大廈18樓 http://www.hkopenpage.com http://www.facebook.com/hkopenpage http://weibo.com/hkopenpage
香港發行	香港聯合書刊物流有限公司 香港新界大埔汀麗路36號3字樓
印　　刷	美雅印刷製本有限公司 香港九龍官塘榮業街6號海濱工業大廈4字樓
版　　次	2020年1月香港第1版第1次印刷
規　　格	32開（130mm × 190mm）264面
國際書號	ISBN 978-988-8570-72-0 © 2020 Hong Kong Open Page Publishing Co., Ltd. Published in Hong Kong

HATARAKISUGI NO JIDAI
by Koji Morioka
©2005 by Koji Morioka
First published 2005 by Iwanami Shoten, Publishers, Tokyo.
This complex Chinese edition published 2020
by Hong Kong Open Page Publishing Company Limited, Hong Kong
by arrangement with the proprietor c/o Iwanami Shoten, Publishers, Tokyo.